国医名师

谈

健康长寿之道

名誉主编　李俊德　刘学勤

主　编　庞国明　等

U0206245

中国健康传媒集团

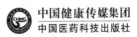
中国医药科技出版社

内 容 提 要

健康长寿之心人皆有之，为满足人民群众通过中医药获得健康长寿的愿望，本书较全面地总结了中医药在健康长寿方面的知识和养生宜忌，通过国医大师谈健康长寿之道、名医·专家谈病话健康等章节，详细介绍了王琦和路志正、李振华等13位国医大师，以及刘学勤、庞国明等37位国医名师、中医专家在健康长寿方面的心得体会和独特见解，深入浅出地讲解健康长寿的体会和健康长寿办法，非常适合广大养生爱好者阅读参考。

图书在版编目（CIP）数据

国医名师谈健康长寿之道 / 庞国明等主编 . — 北京：中国医药科技出版社，2020.8

ISBN 978-7-5214-1899-6

Ⅰ.①国… Ⅱ.①庞… Ⅲ.①养生（中医）Ⅳ.① R212

中国版本图书馆 CIP 数据核字（2020）第 103770 号

美术编辑　陈君杞
版式设计　也　在

出版　**中国健康传媒集团** | 中国医药科技出版社
地址　北京市海淀区文慧园北路甲 22 号
邮编　100082
电话　发行：010-62227427　邮购：010-62236938
网址　www.cmstp.com
规格　880×1230mm $^1/_{32}$
印张　6 $^5/_8$
字数　153 千字
版次　2020 年 8 月第 1 版
印次　2021 年 3 月第 2 次印刷
印刷　三河市万龙印装有限公司
经销　全国各地新华书店
书号　ISBN 978-7-5214-1899-6
定价　**32.00 元**

获取新书信息、投稿、为图书纠错，请扫码联系我们。

编委会

前　言

　　健康长寿之心人皆有之，实现健康长寿人人盼之。那么，怎样才能实现健康长寿的目标呢？本书集国医大师、国医名师、中医专家来给读者谈健康长寿之道，希望广大读者能从中得到健康长寿的秘诀。

　　何为健康？世界卫生组织认为健康"不仅是没有疾病，而是生理、心理以及社会适应能力的全面完好状态"。这就是人们所指的身心健康，也就是说，一个人在躯体健康、心理健康、社会适应良好和道德健康四方面都健全，才是完全健康的人。按《黄帝内经》的观点，我们所言的健康人，其实只能算是"常人"，而一个真正健康的人应该符合以下三个条件：合天时，"处天地之和，从八风之理"，"法于阴阳，和于术数"；合人事，"适嗜欲于世俗之间，无恚嗔之心，行不欲离于世，被服章，举不欲观于俗，外不劳形于事，内无思想之患，以恬愉为务，以自得为功"；养肾惜精，"志闲而少欲，心安而不惧，形劳而不倦"，"恬惔虚无，真气从之，精神内守，病安从来"。何能长寿？《黄帝内经》云："上古之人，其知道者，法于阴阳，和于术数，食饮有节，起居有常，不妄作劳，故能形与神俱，而尽终其天年，度百岁乃去。"病从何来？《黄帝内经》云："今时之人不然也，以酒为浆，以妄为常，醉以入房，以欲竭其精，以耗散其真，不知持满，不时御神，务快其心，逆于生乐，起居无节，故半百而衰也。"

为适应广大人民群众重视健康长寿的形势，满足人民群众用中医药获得健康长寿的渴望，更好地发挥中医药在健康长寿方面的独特优势，针对目前中医药健康长寿出版著作的现状，本书比较全面地总结了中医药在健康长寿方面的知识和养生宜忌。本书通过国医大师谈健康长寿之道、名医·专家谈病话健康等章节，详细介绍了王琦和路志正、李振华等13位国医大师，以及刘学勤、庞国明等37位国医名师、中医专家在健康长寿方面的心得体会和独特见解，深入浅出地讲解健康长寿的体会和健康长寿办法。本书既科学系统又浅显易懂，是老百姓易于接受、确能用来学习参考的健康长寿科普著作。

全书计十五万言，付梓成册，名为《国医名师谈健康长寿之道》。期盼她能成为您智慧养生、科学保健、健康长寿的良师益友，实现您健康、长寿、生命高质量的三大目标，衷心祝愿您健康长寿！

由于水平所限，时间仓促，书中若有欠妥之处，敬请读者不吝指正！

编者
2019 年 9 月

目　录

国医大师

谈健康长寿之道

因人制宜中医体质养生

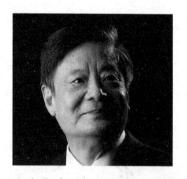

王琦，中国工程院院士、国医大师。北京中医药大学终身教授，博士生导师，第四届中央保健委员会会诊专家，国际欧亚科学院院士。现任北京中医药大学国家中医体质与治未病研究院院长。中华中医药学会中医体质分会主任委员，世界中医药学会联合会体质研究专业委员会会长，中国医疗保健国际交流促进会中医分会主任委员，国家中医药管理局中医体质辨识重点研究室主任。全国老中医药专家学术经验继承指导老师，中医药传承博士后合作导师。国家重点基础研究发展计划（"973"计划）首席科学家，享受国务院特殊津贴的、有突出贡献的专家。2013年获全国优秀科技工作者称号、首都劳动奖章、何梁何利基金科技进步奖，2014年获中华中医药学会终身成就奖，2018年获中国（澳门）中华中医药杰出贡献终身成就奖。香港浸会大学荣誉教授，澳门科技大学荣誉教授，天津中医药大学荣誉教授。

构建并完善了中医体质学、中医男科学、中医藏象学、中医腹诊学四大学术体系，开拓了中医原创思维、中医未病学等新的学科领域。

一、人人都不同

生活中常见这样的事情：

有人晚上和朋友们一起吃了火锅，第二天脸上就长包。那么多人都吃火锅，可能只有一个人长包了。

夏天吹空调，有的人说再开高一点，有的人说再开低一点。

同样是吃东西，有人吃了冰箱里的东西就要拉肚子，有人则喜欢吃凉的东西。

为什么会出现这样的情况呢？

这是因为人与人之间存在体质差异。每个人对自然界感受的程度不一样，对事物应对的情况也不一样。

二、体质分九种

科学研究发现：中国人群体质可分为平和质、气虚质、阳虚质、阴虚质、痰湿质、湿热质、血瘀质、气郁质、特禀质9种类型。其中平和质为正常体质，其他8种为偏颇体质。体质不同，所需采取的保健方法也不一样。了解自己属于什么体质，并及早采取相应措施，有助于改善体质偏颇，预防疾病。

（一）平和体质重在维护

平和质是正常的体质。这类人体形匀称健壮，面色、肤色润泽，头发稠密有光泽，目光有神，唇色红润，不容易疲劳，精力充沛，睡眠、食欲良好，大小便正常，性格随和开朗，平时患病较少，对自然环境和社会环境适应能力较强。

1. 饮食有节

饮食应有节制，不要过饥过饱，不要常吃过冷过热或不干净的食物，粗细粮食要合理搭配，多吃五谷杂粮、蔬菜瓜果，少食过于油腻及辛辣之物。

2. 劳逸结合

生活应有规律，不要过度劳累。不宜食后即睡。作息应有规律，应劳逸结合，保持充足的睡眠时间。

3. 坚持锻炼

根据年龄和性别，参加适度的运动。如年轻人可跑步、打球，老年人可散步、打太极拳等。

（二）气虚体质益气培元

气虚质的人，肌肉松软。和别人爬同样层数的楼，气虚质的人常先于别人气喘吁吁。这种体质类型的人，讲话的声音低弱，老是感到上气不接下气，气不够用；容易出汗，只要体力劳动的强度稍大就容易累；防御能力下降，所以容易感冒，发病后治疗时间较长。

1. 食宜益气健脾

多食用具有益气健脾作用的食物，如黄豆、白扁豆、鸡肉、香菇、大枣、桂圆、大米、蜂蜜等。少食具有耗气作用的食物，如空心菜、生萝卜等。

2. 药膳指导

（1）黄芪童子鸡：取童子鸡1只洗净，用纱布袋包好生黄芪30克，取一根细线，一端扎紧纱布袋口，置于锅内，另一端则绑在锅柄上。在锅中加姜、葱及适量水煮汤，待童子鸡煮熟后，拿出黄芪包。加入盐、黄酒调味，即可食用。可益气补虚。

（2）山药粥：将山药30克和粳米50克一起入锅，加清水适量煮粥，煮熟即成。此粥可在每日晚饭时食用。具有补中益气、养肺固精、强身健体的作用。

3. 起居勿过劳

起居宜有规律，夏季午间应适当休息，保持充足睡眠。平时注意保暖，避免劳动或激烈运动时出汗受风。不要过于劳作，以免损伤正气

4. 运动宜柔缓

可做一些柔缓的运动，如散步、打太极拳、八段锦等，并持之以恒。不宜做大负荷的运动和出大汗的运动，忌用猛力或做长久憋气的动作。

（三）阳虚体质温阳益气

阳虚质的人，肌肉不健壮，时感手脚发凉，胃脘部、背部或腰膝部怕冷，衣服比别人穿得多，夏天不喜欢吹空调，喜欢安静，吃或喝凉的东西总会感到不舒服，容易大便稀溏，小便颜色清而量多。性格多沉静、内向。

1. 食宜温阳

平时可多食牛肉、羊肉、韭菜、生姜等温阳之品，少食梨、西瓜、荸荠等生冷寒凉食物，少饮绿茶。

2. 药膳指导

（1）当归生姜羊肉汤：当归 20 克，生姜 30 克，冲洗干净，用清水浸软，切片备用。羊肉 500 克，剔去筋膜，放入开水锅中略烫，除去血水后捞出，切片备用。当归、生姜、羊肉放入砂锅中，加清水、料酒、食盐，旺火烧沸后撇去浮沫，再改用小火炖至羊肉熟烂即成。本品为汉代张仲景名方，温中补血，祛寒止痛，特别适合冬日食用。

（2）韭菜炒胡桃仁：胡桃仁 50 克开水浸泡去皮，沥干备用。韭菜 200 克择洗干净，切成寸段备用。麻油倒入炒锅，烧至七成热时，加入胡桃仁，炸至焦黄，再加入韭菜、食盐，翻炒至熟。本品有补肾助阳、温暖腰膝的作用，适用于肾阳不足，腰膝冷痛。

（3）胡辣汤：胡辣汤是河南省西华县汤类名吃之一，历史上以彭集镇彭可选家做的胡辣汤最负盛名。彭家的胡辣汤，面筋大，有嚼头，黏而不腻，酸辣适宜。民间有顺口溜："筋筋硬硬面筋子，滑滑爽爽粉皮子，滴滴溜溜粉条子。"说的就是彭家的胡辣汤，现在又以逍遥镇的胡辣汤最为有名。制作方法：面粉 300 克，香菜 50 克，菠菜 50 克，粉条 50 克，海带丝 50 克，葱、姜末少许。精盐 5 克，胡椒粉 10 克，酱油、醋各 5 克。把盐掺入面粉中，加少许水搅揉成团，然后不断加水，直到揉出黏稠而有弹性的面筋和面筋水。锅置火上加水烧开，放入面筋。待面筋熟后将面筋水倒锅中，烧至汤汁变稠时，放入香菜，菠菜，粉条，海带丝，葱，姜末，精盐，胡椒粉，旺火烧沸即成。

3. 起居要保暖

居住环境应空气流通，秋冬注意保暖，夏季避免长时间待在空调房间。平时注意足下、背部及下腹丹田部位的防寒保暖，防止出汗过多，在阳光充足的情况下适当进行户外活动。

4. 运动避风寒

可做一些舒缓柔和的运动，如慢跑、散步、打太极拳、做广播操。冬天避免在大风、大寒、大雾、大雪及空气污染的环境中锻炼。

（四）阴虚体质滋阴降火

阴虚质的人体形多瘦长，经常感到手脚心发热，脸上冒火，面颊潮红或偏红，耐受不了夏天的暑热，常感到眼睛干涩，口干咽燥，总想喝水，皮肤干燥，经常大便干结，容易失眠，性情急躁，外向好动，舌质偏红，苔少。

1. 食宜滋阴

多食瘦猪肉、鸭肉、绿豆、冬瓜等甘凉滋润之品，少食羊肉、韭菜、辣椒、葵花子等性温燥烈之品。

2. 药膳指导

（1）莲子百合煲瘦肉：莲子（去芯）20 克，猪瘦肉 100 克，加水适量同煲，肉熟烂后用盐调味食用。有清心润肺、益气安神之功效。适于阴虚体质有干咳、失眠、心烦、心悸等症者食用。

（2）蜂蜜蒸百合：将百合 120 克，蜂蜜 30 克，拌匀，蒸令熟软。时含数片，咽津，嚼食。本药膳功能补肺、润燥、清热，适用于肺热烦闷，或燥热咳嗽、咽喉干痛等症。

3. 起居忌熬夜

起居应有规律，居住环境宜安静，避免熬夜、剧烈运动和在高温酷暑下工作。

4. 运动勿太过

适合做有氧运动，可选择太极拳、太极剑、气功等动静结合的传统健身项目。锻炼时要控制出汗量，及时补充水分。不宜洗桑拿。

（五）血瘀体质活血化瘀

血瘀质的人，面色偏暗、嘴唇颜色偏暗，舌下的静脉瘀紫。皮肤比较粗糙，有时在不知不觉中会出现皮肤瘀青，眼睛里的红丝很多，刷牙时牙龈容易出血。容易烦躁、健忘，性情急躁。

1. 食宜行气活血

多食山楂、醋、玫瑰花、金橘等具有活血、散结、行气、疏肝解郁作用的食物，少食肥肉等滋腻之品。

2. 药膳指导

山楂红糖汤：山楂 10 枚，冲洗干净，去核打碎，放入锅中，加清水煮约 20 分钟，调以红糖进食。可活血散瘀。

黑豆川芎粥：川芎 10 克，用纱布包裹，和黑豆 25 克、粳米

50克，一起水煎煮熟，加适量红糖，分次温服。可活血祛瘀，行气止痛。

3. 起居勿安逸

作息时间应有规律，保持足够的睡眠，早睡早起多锻炼，不可过于安逸，以免气机郁滞而致血行不畅。

4. 运动促血行

可进行一些有助于气血运行的运动项目，如各种舞蹈、步行健身法、徒手健身操等。血瘀质的人在运动时如出现胸闷、呼吸困难、脉搏显著加快等不适症状，应停止运动，尽快去医院检查。

（六）痰湿体质化痰祛湿

痰湿质的人，体形肥胖，腹部肥满而松软。容易出汗，且多黏腻。经常感到肢体酸困沉重、不轻松。经常感觉脸上有一层油，嘴里常有黏黏的或甜腻的感觉，嗓子老有痰，舌苔较厚。性格比较温和。

1. 食宜清淡

饮食应以清淡为主，少食肥肉及甜、黏、油腻的食物，如炸糕、驴打滚。可多食海带、冬瓜、薏苡仁、赤小豆等。

2. 药膳指导

（1）山药冬瓜汤：山药50克，冬瓜150克，置锅中慢火煲30分钟，调味后即可饮用。本品可健脾，益气，利湿。

（2）赤豆鲤鱼汤：将活鲤鱼1尾（约800克）去鳞、鳃、内脏，将赤小豆50克，陈皮10克，辣椒6克，草果6克填入鱼腹，放入盆内，加适量料酒、生姜、葱段、胡椒、食盐少许，上笼蒸熟即成。本品健脾除湿化痰，用于痰湿体质症见疲乏、食欲不振、胸闷眩晕者。

3. 起居忌潮湿

居住环境宜干燥而不宜潮湿，平时多进行户外活动。衣着应透气散湿，经常晒太阳或进行日光浴。在湿冷的气候条件下，应减少户外活动，避免受寒淋雨。不要过于安逸。

4. 运动宜渐进

因形体肥胖，故应根据自己的具体情况循序渐进，长期坚持运动锻炼，如散步，慢跑，打乒乓球、羽毛球，游泳，练武术，跳舞等。

（七）湿热体质清热利湿

湿热质的人，面部和鼻尖总是油光发亮，容易生粉刺，皮肤容易瘙痒。常感到口苦、口臭或嘴里有异味，大便黏滞不爽，小便有发热感，尿色发黄，女性常带下色黄，男性阴囊总是潮湿多汗。脾气比较急躁。

1. 食忌辛温滋腻

饮食以清淡为主，可多食赤小豆、绿豆、芹菜、黄瓜、藕等甘寒、甘平的食物，少食羊肉、韭菜、生姜、辣椒、胡椒、花椒等辛温滋腻及火锅、烹炸、烧烤等辛温助热的食物。

2. 药膳指导

泥鳅炖豆腐：泥鳅 500 克，去鳃及内脏，冲洗干净，放入锅中，加清水煮至半熟，再加豆腐 250 克，食盐适量，炖至熟烂即成。可清利湿热

绿豆藕：粗壮肥藕 1 节，去皮，冲洗干净备用。绿豆 50 克，用清水浸泡后取出，装入藕孔内，放入锅中，加清水炖至熟透，调以食盐进食。可清热解毒，止渴明目。

3.起居避暑湿

避免居住在低洼潮湿的地方，居住环境宜干燥、通风。不要熬夜，避免过于劳累。盛夏暑湿较重的季节，减少户外活动的时间。保持充足而有规律的睡眠。

4.运动宜增强

适合做高强度、大运动量的锻炼，如中长跑、游泳、爬山、各种球类、武术等。夏天由于气温高、湿度大，最好选择清晨或傍晚较凉爽时锻炼。

（八）气郁体质行气解郁

气郁质的人，体形偏瘦的较多，常感到闷闷不乐、情绪低沉，容易紧张、焦虑不安，多愁善感，感情脆弱，容易感到害怕或容易受到惊吓，常感到乳房及两胁部胀痛，有胸闷的感觉，经常无缘无故地叹气，咽喉部经常有堵塞感或异物感，容易失眠。

1.食宜宽胸理气

多食黄花菜、海带、山楂、玫瑰花等具有行气、解郁、消食、醒神作用的食物。

2.药膳指导

（1）橘皮粥：橘皮50克，研细末备用。粳米100克，淘洗干净，放入锅内，加清水，煮至粥将成时，加入橘皮，再煮10分钟即成。本品理气运脾，用于脘腹胀满，不思饮食。

（2）菊花鸡肝汤：银耳15克，洗净撕成小片，清水浸泡待用；菊花10克，茉莉花24朵，温水洗净；鸡肝100克，洗净切薄片备用。将水烧沸，先入料酒、姜汁、食盐，随即下入银耳及鸡肝，烧沸，打去浮沫，待鸡肝熟，调味。再入菊花、茉莉花稍沸即可。佐餐食用可疏肝清热，健脾宁心。

3. 起居宜动不宜静

气郁质的人不要总待在家里，应尽量增加户外活动，如跑步、登山、游泳、武术等。居住环境应安静，防止嘈杂的环境影响心情。保持有规律的睡眠，睡前避免饮茶、咖啡和可可等具有提神醒脑作用的饮料。

4. 宜参加群体运动

可坚持较大量的运动锻炼，多参加群体性的体育运动项目，如打球、跳舞等，以更多地融入社会。

（九）特禀体质特别调护

特禀质是一类体质特殊的人群。其中，过敏体质的人，有的即使不感冒也经常鼻塞、打喷嚏、流鼻涕，容易患哮喘，容易对药物、食物、气味、花粉过敏、易发生季节过敏，有的皮肤容易起荨麻疹，皮肤常因过敏出现紫红色瘀点、瘀斑，皮肤常一抓就红，并出现抓痕。

1. 食宜益气固表

饮食宜清淡、均衡，粗细搭配适当，荤素配伍合理。多食益气固表的食物，少食荞麦（含致敏物质荞麦荧光素）、蚕豆、白扁豆、牛肉、鹅肉、鲤鱼、虾、蟹、茄子、酒、辣椒、浓茶、咖啡等辛辣、腥膻发物及含致敏物质的食物。

2. 药膳指导

（1）固表粥：乌梅15克，黄芪20克，当归12克，放砂锅中加水煎开，再用小火慢煎成浓汁，取出药汁后，再加水煎开后取汁，用汁煮粳米100克成粥，加冰糖趁热食用。可养血消风，扶正固表。

（2）葱白红枣鸡肉粥：粳米100克，红枣10枚（去核），连骨鸡肉100克，分洗净；姜切片，香菜、葱切末。锅内加水适量，放入鸡肉、姜片大火煮开。然后放入粳米、红枣熬 45 分钟左右。最后加入葱白、香菜，调味服用。可用于过敏性鼻炎见鼻塞、打喷嚏、流清涕。

3. 起居避免过敏原

居室宜通风良好。保持室内清洁，被褥床单要经常洗晒，可防止对尘螨过敏。室内装修后不宜立即入住，应打开窗户，让油漆、甲醛等化学物质挥发干净后再搬进新居。春季室外花粉较多时，要减少室外活动时间，可防止对花粉过敏。不宜养宠物，以免对动物皮毛过敏。起居应有规律，保持充足的睡眠时间。

4. 加强体育锻炼

积极参加各种体育锻炼，增强体质。天气寒冷时锻炼要注意防寒保暖，防止感冒。

我的健康"姜"中来

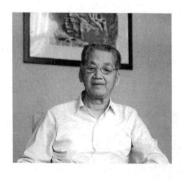

路志正，男，汉族，1920 年 12 月出生，全国著名中医药大家，首届国医大师。1939 年 2 月起从事中医临床工作，为全国老中医药专家学术经验继承工作指导老师、"首都国医名师"，国家级非物质文化遗产传统医药项目代表性传承人。

全国政协委员，原卫生部药品评审委员会委员，北京中医药大学名誉教授。精通中医典籍，擅长中医内科、针灸，对妇科、儿科等亦很有深造诣。擅长针药并用，同时特别重视食疗，圆机活法，因证而施。擅治神经性头痛、三叉神经痛、癫痫、儿童多动症、抽动-秽语综合征、脑瘫等疑难病，有自己的独到见解和临床经验，疗效颇佳。

按：国医大师路志正，是当今中国中医界的领军人物之一。如今已经百岁高龄的他却有着40岁的心脏，路老以善用脾胃调理之法而闻名，每天依旧工作在第一线。路老已经吃了40多年的姜，姜能够保持脾胃功能正常，因此心脏会直接受益。但他也不是任何时候都吃姜：一年之内，秋不食姜；一日之内，夜不食姜。

在《论语》中，孔子提出"不撤姜食，不多食"的养生思想，我非常推崇。生姜是调养脾胃，养生防病的必备之品，所以我养成了吃姜的习惯，并且坚持了40余年。

当天气变化，气候变冷时，吃几片生姜，可通阳御寒，温脾暖胃，激发脾胃的消化吸收功能，散发体表的寒气，这样就起到了预防感冒的作用。当吃饭不香或饭量减少时，吃上几片姜或者在菜里放上一点儿姜，能够改善食欲，增加饭量。尤其是有胃溃疡、虚寒性胃炎、肠炎的患者，经常吃一点儿姜，对于改善恶心、呕吐的症状，是很有好处的。夏天天气暑热，生吃凉、冷食物较多，形成体表阳气盛、体内脾阳虚的状况，这一季节多吃生姜，可以有效地保护脾胃的功能。所以古人有"冬吃萝卜夏吃姜，不用医生开药方"的说法。

我吃姜可是很有特色的，习惯每天早晨吃两片醋泡生姜，起到温胃散寒，提神醒脑，促进血液循环，预防动脉硬化的作用。

生姜具有保健作用，但并非多多益善，吃姜应遵循古人的警示："一年之内，秋不食姜；一日之内，夜不食姜。"因为随着夏天的结束，天气逐渐变凉，秋天气候干燥，燥气伤肺，再吃辛辣的生姜，容易伤肺，加剧人体的失水、干燥，所以秋季不宜吃姜。如果吃姜太多，会产生口干、咽痛、便秘的症状。一天之中，晚上阴气最盛，经过一天的奔忙，到晚上需要休息，阴气内敛，生姜为发散之品，晚上吃姜，容易耗气，所以晚上也不宜吃姜。另外阴虚火旺、有内热之人，或患有痈肿疮疖、肺炎、肺脓肿、肺结核、胃溃疡、胆囊炎、肾盂肾炎、糖尿病、痔疮者，都不宜长期食用生姜，尤其是阴虚燥热体质，表现为手脚心发热，手心有汗爱喝水，经常口干眼干、鼻干、皮肤干、心烦易怒、睡眠不好的人，吃姜会加重阴虚的症状。

健康格言：

正气存内，邪不可干。

——《素问·刺法论篇》

阴平阳秘，精神乃治；阴阳离决，精气乃绝。

——《素问·阴阳应象大论篇》

戒暴怒以养其性，少思虑以养其神，减言语以养其气，绝私念以养其心

——《续附·养生要诀》明·胡文焕

养生必先养心

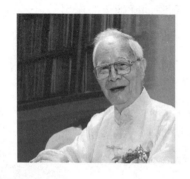

邓铁涛（1916 年 10 月~2019 年 1 月 10 日），广东省开平市人。中医学家，广州中医药大学教授，博士生导师，广东省名老中医，内科专家。精心研究中医理论，极力主张"伤寒""温病"统一辨证论治。中华全国中医学会常务理

事，全国名老中医。2009 年 7 月 1 日，93 岁的邓铁涛教授被人力资源和社会保障部、原卫生部、国家中医药管理局等国家三部委联合评定为"国医大师"并获证书，邓铁涛教授是广东唯一获此殊荣者。享年104 岁。

中医强调养生必先养心，养心是保持脏腑功能健康运行的基础，如果心不处于正常状态，血脉闭塞不通，便会影响各个脏腑的功能，且损伤形体，达不到养生长寿之目的。由于"心主神明"，故调神即养心。中医养神强调的是"静养"，保持内心的清净和安宁。

1. 心胸豁达少动怒

所谓"七情"就是喜、怒、忧、思、悲、恐、惊。调节七情要逐步做到心胸豁达，所谓"海纳百川，有容乃大；壁立千仞，无欲则刚"。这样才能保持内心平静。我一生较乐观，爱开玩笑，也很少动怒，"发怒是对自己的惩罚"。

2. 学会打坐去杂念

即通过静坐、入定、冥想等方法使自己获得内心的平静。打坐的要点是：双腿交叉盘坐，上身自然放松，头位正直，自然闭目，含胸拔背，两手置于腹前相互轻握，也可双手自然垂放于两腿上，上半身稍向前倾。舌尖轻抵上腭，自然闭口。坐正后，全身放松。不加意念，约 50 次呼吸即可。晨起、入睡前或在旅途奔波中都可用此法助安神。练太极拳与八段锦也能使心境平和。

寄寓书法让心静。多年的书法练习，让他一提起毛笔，便能很快让心情安定下来，甚至达到"入静"的状态。当然，琴、棋、画也有此等功效。只要投入进去，必有意想不到的效果。

3. 热水浴足助睡眠

调养心神，必须注重睡眠质量；要想睡眠质量高，必须坚持早睡早起，作息规律。为保证高质量睡眠，我喜欢用温热水浴足，浴足过程中同时用双手按摩、揉搓脚背及脚心，最好以劳宫穴摩擦涌泉穴，加速脚部的血液循环，以产生温热感为度，每次 10~30 分钟。有时还用一些药材煮水泡脚，具体药物是：怀牛膝 30 克，川芎 30 克，天麻 15 克，钩藤 30 克，夏枯草 10 克，吴茱萸 10 克，肉桂 10 克。

4. 常吃瓜果益处多

我比较喜欢吃橙子与榴梿，夏天则适当吃些苦瓜。这些果蔬对养心有帮助。研究表明，经常吃橙子的人，猝死发生率较一般人低；榴梿则具有温养心肾的作用，若吃后有上火感觉，可进食适量山竹以解其温热；夏天适当吃苦瓜则可以清心火。

强肾保健功法

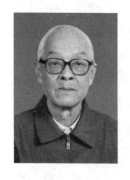

王玉川，男，汉族，1923 年 9 月出生，北京中医药大学主任医师、教授，1943 年 3 月起从事中医临床工作，为"首都国医名师"，2009 年，成为首届国医大师。他是著名中医学家、《黄帝内经》及中医基础理论专家、北京中医药大学终身教授、政协第五、六、七、八届全国委员会委员。2016 年 4 月 1 日凌晨 4 时 7 分，王玉川教授因病医治无效在北京逝世，享年 93 岁。

中医理论认为，肾气充足，性功能旺盛，可有效保持身心健康。然而，强肾保健并非吃点大补的药就可以了。正如《黄帝内经》

中所说的"肾恶燥"，有时候反而越补越虚。中医关于养肾的方法有很多种，除药物之外，还有饮食、推拿、针灸、气功等，都能达到强肾壮阳的目的。在王玉川教授执笔的《中医养生学》里，就介绍了一些简单易行、效果显著的养肾功法。

1. 叩齿咽津翕周法

第一，每日早晨起床后叩齿100次，然后用舌头舔上腭及下腭、齿龈，含津液满口之后再咽下，意送至丹田，此为叩齿咽津。翕周即收缩肛门，吸气时将肛门收紧，呼气时放松，一收一松为1次，连续做50次。本法有滋阴降火、固齿益精、补肾壮腰的作用，能防治性功能衰退。

2. 双掌摩腰法

取坐位，两手掌贴于肾腧穴，中指正对命门穴，意守命门，双掌从上向下摩擦40~100次，使局部有温热感。本法有温肾摄精之效，对男子遗精、阳痿、早泄，女子虚寒带下、月经不调等，均有很好的防治作用。

3. 按摩下肢涌泉法

取坐位，双手搓热后，双手掌分别紧贴脚面，从趾跟处沿踝关节至三阴交一线，往返摩擦20~30次，然后用手掌分别搓涌泉穴100次。摩擦时，最好意守涌泉穴，手势略有节奏感。本法有交通心肾、引火归源之功，对心肾不交引起的失眠、遗精等症都有很好的防治效果。

4. 疏通任督法

取半仰卧位，点神阙：一手扶小腹，另一手中指点按神阙穴（位于脐窝正中），默数60个数，然后换手再做一次。搓尾闾：一只手扶小腹，另一手搓尾闾（即尾骨）30~50次，然后换手重做30~50次。揉会阴：一只手或双手重叠扶在阴部，手指按在会阴穴上，正反方向各揉按 30~50 次。揉小腹：双手重叠，在小腹部正反方向各揉按 30~50 圈。此功法温运任脉，疏通任督，培补元气，理阴阳。本法久练有疏通经络，滋阴补肾，调节任、督、冲脉等功能，对前列腺炎、泌尿结石、子宫疾患有良好的防治功效。

上述各法，既可单项做，也可综合做。只要认真坚持这些保健功法的锻炼，就能使肾气旺满，阴阳协调，精力充沛，从而起到防治疾病、延缓衰老的作用。

活到天年的养生秘诀

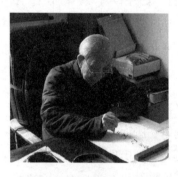

李玉奇，1917 年生于辽宁省铁岭市银州区。辽宁中医药大学教授，博士生导师。从医六十余载，工精内、妇、儿科三科，精研脾胃病 30 余载。是原国家人事部、原卫生部遴选全国首批五百名老中医之一，享受国务院政府特殊津贴（首批获得者），被中华中医药学会聘为终身理事。曾原任辽宁省卫生厅中医处处长、辽宁中医药大学副校长兼附属医院院长、辽宁省肿瘤医院常务副院长、辽宁省中医学会会长、辽宁省药品评审委员会副主任委员、辽宁省老年科技工作者联合会副会长、沈阳药科大学中药系兼职教授。享年 95 岁。

我在年逾九旬时，仍然耳聪目明，言谈利落，体态康健，脏腑无疾，脑力充盛，反应机敏，记忆力强，各项身体指标均正常。我坚持最符合规律的生活方式，主要有三：

一是饮食起居有规律。吾起居有矩，寝食有规。每日卯时随日出而起，缓带宽服漫步于庭。刻钟之后，夏日则信步林荫，冬月则踏雪户外。伸臂摇颈，活动筋骨，摧动血脉，缓步百米而返。晚餐之后，或头戴明月或肩揹北斗，缓步漫行半个时辰。每日如此，归舍时自感身轻目明……戌亥之时宽衣入榻。凡是日复一日，年复一年，至今已有半个世纪。我吃饭讲究少而杂。早上喜欢吃稀粥和黄花鱼；午餐喜吃肉食，高兴时能吃两块红烧肉；晚上喜欢喝汤，吃青菜，每逢白菜汤、菠菜汤都如获至宝。我进食还讲究适可而止，再好的东西也不会多吃。此外，我每天早晚都喝牛奶，40年来未曾中断。

二是调节情志，豁达面对人生。凡人皆有七情六欲，情志变化过激最能影响人的身心健康。所以必须竭尽一切之可能，施用最佳之法，抑制过度喜怒哀乐。如某时某地因某事欲发盛怒之时，我的办法是即刻离开到别处走走，避开致怒之事。

心胸豁达也是长寿的法宝，调节情绪还有个方法就是画竹子。如果生活中遇到不能排解的愤怒情绪时，可以拿来笔墨纸砚，画幅随风飘摆的竹子以宣泄情绪。画完欣赏一番后，把画撕掉，同时也将烦恼抛却一空。

三是脑常用，烟酒适量。大脑用进废退，愈用愈灵，要经常处于思考状态，就会头脑清楚，灵性不减。酒可以逢兴趣神怡时常饮一杯，有歌为证：

> 烟酒原本为佳珍，适宜少用可提神。
> 过量成癖损脏腑，伤身减寿当审慎。

仁者寿，智者乐

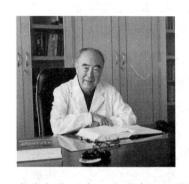

吴咸中，男，汉族，1925 年 8 月 28 日出生，1948 年毕业于沈阳医学院，1959 年参加天津中医学院西医离职学习中医学习班，1961 年结业获原卫生部颁发的金质奖章。1964~1977 年任南开医院院长，1978~1994 任天津医学院副院长、院长、名誉院长。20 世纪 60 年代初期以来，专攻中西医结合外科，是我国中西医结合领域开拓者之一，创建了中西医结合医院和中西医结合急腹症研究所。吴咸中教授科学地运用中西医两法之长，确立了中西医结合治疗急腹症的临床地位。他主编的《新急腹症学》《腹部外科实践》等专著，是该学科领域的权威著作。他的研究成果曾十多次获原卫生部、国家中医药管理局、天津市科技成果奖。他品德高尚，治学严谨，是我国优秀的普外专家和杰出的中西医结合专家，曾 6 次被评为天津市劳动模范和特等劳动模范。1996 年当选为中国工程院院士。

按：国医大师吴咸中先生在 86 岁时，精神矍铄、思维敏捷、谈吐优雅，很难想象近 90 岁高龄的老人能如此精神。他在成就一番足可以传世的医学事业的同时，还做到了养生保健，积累了宝贵的养生经验。

1. 宠辱不惊处事淡然

我家中最常用的对联有两幅，一幅是："知足者常乐，能忍者自安"；另一幅是："向阳门第春先到，积善人家庆有余"。时时提醒做人要知足能忍，要做好事、积善。要加强身心修养，做到宠辱不惊，处之淡然，才能成为一个身心健康的人。

2. 生活俭朴起居规律

我生活在一个知识分子家庭。父亲崇尚儒学，母亲勤俭持家，都以"俭以养德"教育子女。自幼养成生活简朴的习惯，至今仍然如此。同时把起居规律当作身心健康的基础，坚持有规律的生活。

3. 事业为重乐从中来

我天生是个忙人，既是秉性使然，也是责任所驱。人一生最大的快乐莫过于事业有成，事遂所愿。古语说："仁者寿，智者乐"，其意就是："寿而为仁，乐以达智；寿乐兼享，善莫大焉。"

3. 新趣不减胜似养生

人要有意识地培养一些新的兴趣，不仅可以调节生活，而且可以恢复青春，增加活力，不是养生，胜似养生，其乐无穷。我花甲之后的新趣主要有：收集钥匙链、收集近代条幅国画、学用电脑、摄影、录像、尝试养鸟驯鸟等等，业余生活也其乐融融。

5. 大众养生道法自然

遗传和生活习惯是影响长寿的重要因素，保健养生一定不能搞成运动，一哄而起。而要像《黄帝内经》中说的那样"法于阴阳，和于术数，食饮有节，起居有常，不妄作劳"，"虚邪贼风，避之有时，恬淡虚无，精神内守，病安从来"。也就是说，"道法自然"，要遵循自然规律，循序渐进，通过持久深入地推动，逐步使科学的养生知识成为人们的共识，进而成为整个社会的生活方式。

养生的最高境界：
既"无养生"，又"随处养生"

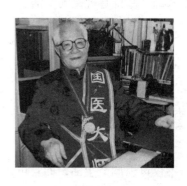

张灿玾（1928 年 7 月~2017 年 9 月），男，汉族，中共党员，山东荣成人。山东中医药大学主任医师、教授。1949 年 1 月起从事中医临床工作，为山东省名中医药专家。2009 年，被评为新中国成立以来首届"国医大师"。2017 年 9 月 1 日，张灿玾因病医治无效在济南去世，享年 90 岁。

养生重在养神。凡事顺其自然，衣食温饱而足，适寒暑，节哀乐，劳逸适度，动静结合，再辅之以必要的锻炼，长生虽不可及，而长寿亦能有望。养生的关键在于将其融入生活、工作、学习中，不专门为了养生而养生，换句话说，既是"无养生"，又是"随处养生"，这主要体现了一种生活态度与习惯。

1. 勤于读书能养神

读书不仅是知识的积累，也是智慧的源泉，更是养神的良策。作为一个现实的人，要想解除诸般烦恼，莫过于求知。有了知识，可提高解决矛盾的本领，减少不必要的烦恼，精神上自能安慰，起到不养而养的作用。

2. 多多培养爱好

我爱看戏，爱听音乐，并且学京胡、二胡、笙管、笛子、唢呐、小提琴、口琴以及锣鼓等多种乐器。此外，我还不断发展了多种爱好，如书法、绘画、诗词、篆刻等，使精神负担得到缓解，减少疲劳，使大脑得到适当休息。

3. 顺应气候的变化

要在日常生活中注意气候变化，顺应四时，随时调整衣着。

4. 生活适度，不贪求

饮食要以清淡为主，五谷杂粮皆用，饮食以蔬菜为主。我虽饮酒，但不多。很少饮茶，以凉白开为主。不偏食，不贪食，不吃零食。衣着不求华美，只求四时可更换为足。一般不搭车，坚持骑车，既可锻炼又可活动关节。住处不求豪华，只求工作方便。保持简朴，唯行俭约，既不丧志，又可养形。

5. 学会忙里偷闲

人的精力与体力有限，要想以有限的体力与精力完成无限的事业，就需要合理安排、科学调节。在青少年时期，农忙季节下田劳动，我都带一本书，在休息时读。工作忙碌时，利用休息时间可读一点提神的书，阅读专业书劳累时，可以改换专业外的书。兴趣的交替，兴奋点的转移，日久自成习惯，既不劳累，又可学习。

6. 能忍方能安

对于家庭琐事，我一贯采取"不痴不聋，不做家翁"的态度，不给自己徒增烦恼。在生活中，凡是非原则性的问题，以忍让为上。这样可以避免招致不必要的麻烦，造成身心不快。

保持良好的生活方式

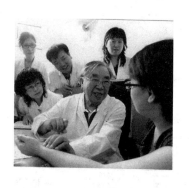

张琪（1922年11月14日~2019年11月13日）河北乐亭人，九三学社社员，中共党员。著名中医学家、中医临床家、中医教育家、中医肾病专家，2009年被评为中国30位首届"国医大师"之一，白求恩奖章获得者。2019年11月13日上午9时35分逝世，享年98岁。

人们要想活得有质量，活得更长久，不是仅靠一朝一夕的调养、进补等就可以的，需要一个长期的积累过程。世界上最有效的长寿秘诀，就是保持良好的生活方式。

病从口入，饮食很重要。情志也很重要，精神愉快的人健康长寿，越不满足的人越容易生病。体育活动每天要坚持，根据个人体力，不要过度。脑力活动，用则进，废则退，多思考多阅读，自己还能长知识，比什么都愉快。我的养生秘诀可归纳为以下几点。

1. 调节情志

中医认为百病源于"七情六欲"，即人的健康与精神息息相关。我最爱听京剧、音乐，看电影和好看的文娱节目，累的时候，听段京剧、看一段电视剧，立刻神清气爽，精力倍增。

2. 食饮有节

中医讲求"食饮有节"。"节"有两个含义，一是不过量，二是不嗜膏粱厚味，即鱼、肉等高脂肪、高蛋白的东西，尤其是老年人更应该注意。另外，膳食要均衡，"想吃什么就吃什么"，因为"想吃"就是身体需要这种营养。

3. 饮茶有讲究

饮茶要有讲究，我平时喝的都是清茶，用的是陶砂茶具，小巧玲珑，很适合品茶。茶可以促进消化、清脑明目、利尿，能帮助清除体内有害物质，有利于身心健康。

4. 身体和大脑都要"运动"

所谓"生命在于运动"，应该包括体力和脑力两个方面。我天天坚持晨练，过去练"三浴功"，现在跳老年迪斯科。我每天伴随着节奏明快的音乐，一跳就是 1 小时，运动后，能吃能睡。

另外，退休人员之所以衰老快，是因为停止了脑锻炼，大脑和身体一样，不用就迟钝。因此，退休 10 年来，我照常应诊、搞科研、带研究生，还著书立说。虽然记忆力减退了，但思维和文笔仍不减当年。

动可延年，乐则长寿

朱良春，男，生于 1917 年 8 月，江苏镇江市人。早年拜孟河御医世家马惠卿先生为师，继学于苏州国医专科学校，并于 1938 年毕业于上海中国医学院，师从章次公先生，深得其传，从医逾 70 载。

2015 年 12 月 14 日凌晨 0 点 06 分，

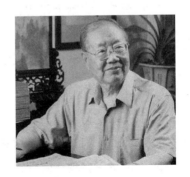

因病医治无效在南通中医院去世，享年 98 岁。

养生之道概括起来就 8 个字："动可延年，乐则长寿。"一个人要想健康长寿，最基本的要做到两点：一是适度运动，二是保持乐观。

只有适度运动和保持乐观的生活态度，才能真正做到《黄帝内经》中所说的"恬惔虚无，真气从之"。除此之外，我的养生秘诀还包括以下几个方面。

1. 少睡多用脑，健脑抗衰老

睡得太多，人的精力易于懒散。失眠时不要急躁，全身放松，听之任之，恍恍惚惚，也可起到一定的睡眠效果。我先后写了 6 部书、140 多篇医学论文，绝大多数都是挤时间写的。

2. 食补养生，益寿延年

"药补不如食补"，我从不吃补品，只吃一种自制的保健粥，一吃就是 70 年，即用半斤黄芪煮水，除去药渣后，加薏苡仁、绿豆、扁豆熬煮，熟了之后放入冰箱冷藏。每天早晚取出少量，用微波炉加热后食用，不仅有营养，而且可以预防疾病，特别能降血脂、预防肿瘤。方子的成本低，普通百姓都可以接受。

3. 生活有规律

白天是阳，晚上是阴，古人日出而作，日落而息，符合阴阳之道；现代人则有的晨昏颠倒，晚上两三点钟才睡，第二天早上不知几点起来，这样就把生理规律打乱了，容易生病。

4. 注意饮食

我平时吃得比较清淡，而且每次都吃七成饱，以素食为主，适当吃点鱼和瘦肉，从不暴饮暴食。烟一定不要抽，酒可以少喝，但一定不能贪杯，现在发现很多肿瘤，如肝癌、消化道肿瘤都和喝酒有关系。

每个人都有自己的养生方法，但不论采用哪种养生方法，贵在坚持，只有持之以恒，才能收到成效。在生活中，有不少人得病住院了，才想起要保养身体，才注意起吃什么有营养，甚至不惜花钱买人参、虫草、燕窝、鱼翅等高级营养品来突击进补，殊不知，"冰冻三尺，非一日之寒"，这样做不可能立竿见影，操之过急还会事与愿违。关键还是要把平时的养生功课做好，日积月累，身体的抵抗力就会提高，有一个好的身体基础，就可能少生病，即使生了病，也能够较快康复。

饮食养生有十宜

李辅仁，出身中医世家，遍读中医古籍，为中国近代四大名医施今墨的嫡传弟子。李老学识渊博，医术精湛，是我国享有盛名的中医学专家，素有"中医泰斗"之盛誉。担任全国政协委员的李辅仁，因长期负责中央领导的医疗保健工作而被誉为"当代御医"。

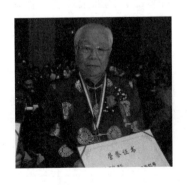

《黄帝内经》中提出了"五谷为养，五果为助，五畜为益，五菜为充"这十六字原则，老年人不但要合理营养，更重要的是科学的饮食规律，这对老年人健康长寿至关重要。

人到老年，脾功能日渐衰退，对外界有害因素的抵抗力比较差，因此在饮食上要特别注意，饮食要规律，要有所宜忌。建议老年人要做到以下饮食十宜。

一宜广。老年人饮食要多样，不可偏食，不可嗜荤，要做到荤素搭配，精粗粮兼备，品种多样化，以保持营养均衡。

二宜温。食物不能太热，否则会灼伤食管及胃，易诱发食管及胃癌变，但过冷易损伤脾胃，影响消化吸收。

三宜软烂。老年人消化功能差，牙齿也会渐渐脱落，这时无论是主食、肉食，还是其他粥菜等，都要煮软、煮烂，这样老年人才能消化。

四宜清淡。老年人应该少吃盐，多吃清淡食物，尤其是高血压患者更宜少吃盐，少吃或不吃油炸食物，以免影响消化。

五宜新鲜清洁。老年人最好不吃隔夜食物，或在冰箱中存放过久的食物。尤其在夏季，不要吃不清洁食物，以避免消化道疾病。

六宜少吃多餐。人到老年，消化功能减弱，暴饮暴食对脾胃最是不利，因此饮食要有度，要少吃多餐。可在三餐之间增加少量滋补食品，例如银耳羹、蛋花羹、莲子羹等。

七宜细嚼慢咽。细嚼慢咽可使唾液多分泌，有助于消化，减轻胃肠功能负担，还能杀菌。

八宜早。老年人三餐均宜早。尤其晚餐，不可多吃，应吃些易消化的东西，如粥、羹之类。老年人最好在晚餐后 2 小时后再入睡。

九宜静。老年进餐环境要安静，进餐时和进餐后避免不良刺激，以免影响肠胃蠕动和消化。

十宜有所忌。主要是指老年人饮食与疾病的禁忌。例如胃热和生疮疖的患者禁食辛辣食物，如生葱、生蒜、辣椒等；高脂血症患者应禁食动物内脏、动物脂肪，少食肥肉；胃寒的患者宜禁食生冷油腻；肾病宜限制蛋白质摄入量；糖尿病宜禁忌糖，少吃甜食等。

健康格言：

　　静以养神：心安茅屋稳，性定菜根香。吾人不必别求福，但要保养元气，身体长康，清静斋中焚一炉香，读数行书，以圣贤为师，以龟鸟为友，便是世上活神仙。仙家道人非有灵，积精养气以成真。心静者寿长，神躁者夭亡。静极生动哲理精，真气须从虚无生，知见愈多思愈乱，内心常转无字经。致虚极、守静笃。天地间真滋味，唯静者能尝得出，人世间真机栝，唯静者能参得透。

妙用"一花四叶汤"，
活到天年不是梦

　　裘沛然（1913~2010 年），原名维龙，原籍浙江省慈溪市。国医大师、上海中医药大学和上海市中医药研究院终身教授。1922~1927 年就读于小学和国学专修馆。1928~1930 年，在家自学经史百家之书，旁涉新文学和自然科学书籍，1930~1934 年入丁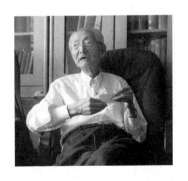甘仁先生所创办的上海中医专门学校学习，并在名医丁济万诊所临床实习，又常请益于谢观、夏应堂、程门雪、秦伯未、章次公诸先生之门，深得海上诸名家的青睐。

　　裘沛然长期从事中医教育和中医理论、临床研究，在中医基础理论、各家学说、经络、伤寒温病、养生诸领域颇多见解，对内科疑难病的治疗亦颇具心得，为培养中医人才做出了贡献。中国特大型综合性辞典《大辞海》的副主编。

要想身强体健，必须运用各种修身养性、澄心息虑的方法，使心态保持恬淡宁静。我有一方——"一花四叶汤"。一花，指健康长寿之花；四叶：即豁达、潇洒、宽容、厚道。

1. 豁达

即胸襟开阔。荣华富贵有什么好稀罕的，即使你多活几十年，也只是一刹那，任其自然，何必强求。人只有具备了"富贵于我如浮云"的豁达胸襟，才能看淡得失、心平气和、形神康泰。

2. 潇洒

原指清高洒脱、不同凡俗之意，这里指轻松、舒畅，即充满生机、超越自我、身心愉悦，从而有利于健康。宽容即宽恕，能容纳他人。宽容待人是一种美德，也是处理和改善人际关系的润滑剂，不但能使人心宽体胖、气血调和，而且对于社会的和谐也有重要意义。

3. 厚道

即为人处世之道要敦厚、仁厚。厚道对维护和培养人身元气有重要作用。厚道最为重要的就是做人要仁厚、乐于助人、扶危救困，同时要常怀感恩与报恩之心，多帮助他人。

4. 养生切莫贪生

诗云："养生奥指莫贪生，生死夷然意自平；千古伟人尽黄土，死生小事不须惊。"有不少危重病患者或身患绝症者，凡能坦然自若、乐观开朗地面对病情、积极配合诊疗的，大多抗病能力强，元气逐渐恢复，病情渐入佳境，甚至完全康复。而越是忧愁、恐惧、怕死的患者，则精神崩溃，气血耗散，病情常加速恶化。所以，人不必刻意地去追求健康长寿。从容、淡定、坦然地面对生活，品味人生，乐天知命。

5. 养生贵在识度与守度

度是衡量一切事物轻重、长短、多少的统称，做人要有度，养生也不例外。孙思邈提倡"饥中饱，饱中饥"，为饮食之度；汉代华佗主张"人体欲得劳动，但不当使极耳"，此为劳逸之度；《黄帝内经》载，"起居有常，不妄作劳"，此为房事之度；《论语》载，"酒无量，不及乱"，此为饮酒之度；"君子爱财，取之有道"，此为理财之度；"亲亲而仁民，仁民而爱物"，此为精神文明之度；"仰不愧于天，俯不怍于人"，此为做人之度。

儒家所倡导的"中庸之道"，是指无过无不及，处理事物要恰到好处，这是把握"度"的最高准则。《黄帝内经》曾提出生病起于"过用"的观点，如饮食过饱、情志过用、劳逸过度等均可成为致病之因。养生贵在识度与守度，就是"中庸之道"在养生理论中的具体应用。

健康格言：

跑跑跳跳浑身轻，不走不动皮肉松。

——谚语

静而少动，体弱多病；有静有动，无病无痛。

——谚语

吃得少，吃得慢

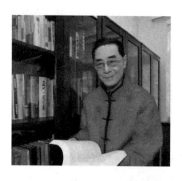

陆广莘，男，汉族，1927 年 1 月出生，中国中医科学院主任医师，1948 年 10 月起从事中医临床工作，为全国老中医药专家学术经验继承工作指导老师，首届国医大师称号获得者。2014 年 9 月 13 日在北京逝世，享年 88 岁。

按：一头黑发、面色红润、声音洪亮，国医大师陆广莘显得格外精神，当时已经 84 岁的他，看上去却不过五六十岁的样子。八旬陆老能如此"年轻帅气"，得益于他的养生经验。

1. 早餐和午饭，我都吃得非常慢

很多人都问我的一头黑发是不是染的，其实这是真正的"黑头发、中国货"。养生秘诀就是："吃得少、吃得慢。"

现代人不是缺营养，而是营养过剩，超过了身体对代谢废物的清除能力，当然人就衰老得快，还容易生病了。

我早餐吃得最多，一般是喝一大碗稠稠的粥，里面放了五谷杂粮以及核桃、花生等各种干果，再吃两个茶叶蛋。午饭就吃一小碗米饭或一个馒头，配点荤素搭配的菜。早餐和午饭都吃得非常慢，晚餐更慢，而晚餐，从不吃主食，得吃将近 1 个小时。最喜欢吃西红柿和橘子，特别是橘子，有时一天能吃一两斤。

我在 80 多岁时，还每周坚持出门诊，经常到大学院所讲课，从来不用稿子。脑子灵活，反应敏捷，这与喜欢吃鸡蛋有关，因为鸡蛋黄中含有的卵磷脂，补脑很好。

有个患者，患心脏病后做了搭桥手术身体很虚弱，我建议患者吃鸡蛋，主要吃蛋黄。几年以后，这位患者不仅精神头很好，而且让人感到吃惊的是，他的头发以前是花白的，现在则长出了不少黑头发。这也是鸡蛋里的卵磷脂起了作用。

2.喝粥要喝"有嚼头"的粥

从健康的角度讲，细嚼慢咽的好处很多：固齿、美容、助消化、延缓大脑退化等。还有一个最重要、最实在的理由是有滋有味地享受美食。所以，煮粥时可加豆类、干果等，使粥"有嚼头"。1958年，我做过一个试验，让50个糖尿病患者干嚼消毒过的海绵，嚼半小时吐掉，结果一查，血糖、血脂指标都降低了，咀嚼的好处，就这么厉害！

3.下楼取报纸，哼着曲子跳华尔兹

"健康"很简单：身强则健，心怡乃康，也就是说加强健身锻炼，保持良好心态，人才会健康。我已是耄耋之年，但内心依然充满了激情，每天下楼取报纸，如果院子里没人，我就会一个人哼着曲子，跳着华尔兹舞步，一点也不觉得自己老！

健康格言：

呼吸按摩：吸吸归脐，寿与天齐。一吸便提，气气归脐，一提便咽，水火相见。一擦一兜，左右换手，九九之数，真阳不走。善摄生者导引关节，吐故纳新。凡气功皆强调三调，即调身、调息、调神。

只要顺应自然，人人皆可长寿

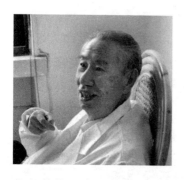

李振华，教授、主任医师。首届国医大师，首批全国名老中医、曾兼任中华医学会理事、中华中医药学会常务理事、终身理事，中国中医理论整理研究委员会副主任委员、河南中医学会副会长、名誉会长，河南省中医药高级职称评委会副主任委员、卫生部高等医药院校教材编审委员。第七届全国人大代表，全国首批名老中医，国务院批准享受政府特殊津贴。2009 年 6 月被国家人力资源和社会保障部、原卫生部、国家中医药管理局评为首届"国医大师"。

李振华教授从事中医医疗、教学、科研工作 60 余年。长于温热病及内科疑难杂症的诊治，晚年致力于脾胃病的研究。多次被评为河南省优秀科技工作者和中医优秀科技工作者。入录英国剑桥大学国际传记中心出版的《世界科技名人录》、国家科委《中国科技名人》《河南科技名人录》。

按：国医大师李振华教授，身材高大，气宇轩昂，慈眉善目，年近九旬时，依然精神矍铄，面色红润，思维敏捷。每周 2~3 个上午出诊时间里，他都笑容可掬、言语亲切地为患者看病，耐心细致地为学生解疑释惑。这全得益于李老自成一套的、系统的养生方法。

1. 生活规律，顺应自然

中医讲究天人合一，一年有四季，自然界有风、寒、暑、湿、燥、火，所以要和于四时，顺应自然之气，要适应自然，生活规律，寒温适度。

2. 动脑动手，形神受益

健康需要活动，但必须适当，不可劳倦过度，尤其是老年人和病人，一定要选择适合自己的锻炼方式。我多年来的活动方式主要有四，一是每天早晚各慢走1公里；二是坚持门诊看病；三是在带徒弟和传承学术；四是练习书法。

3. 揉搓经穴，养生防病

我常以指代针揉搓经穴养生治病。如揉搓百会及头面部，以促进头面部血液循环；揉搓涌泉、膻中以补肾、强心健脑；揉搓听宫、耳门、颅息等穴以助听力；揉搓瞳子髎、睛明以增强视力；揉搓迎香、风池以防感冒；指压足三里、内关、中脘、气海等以增强胃肠消化吸收功能等等。我20多年的穴位揉搓按压，确实收到了行气血、调营卫、益心脑、防外邪、强耳目的效果

4. 饮食有节，定时定量定性

饮食有三个原则：定时、定量、定性。我是按时就餐，三餐以八成饱为宜，尤其晚餐食少，做到粗细粮配合，蔬菜水果搭配，吃后以能消化吸收、腹部舒适为准。

5. 情志安宁，气血通畅

喜、怒、忧、思、悲、恐、惊是生活中难以避免的，但只要生活中加强修养、爱好广泛、宽宏大量、不计得失恩怨、遇事不躁，就能心静志安，乐观宽宏。情志安宁，气血通畅，人就健康长寿。

中医养生学博大精深并且科学实用，养生经验总结起来就是："与四时节气协调，与天和；情志安宁，与气血和；动静合一，形神合一，与自身和；饮食有节，与脾胃和；益肾固精，全真养形，与神和。"养生讲究五和，贵在力行，持之以恒，就会寿而康，幸福、快乐地度过一生。

名医·专家

谈病话健康

劳逸适度，自娱自乐

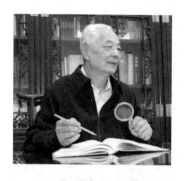

刘学勤，教授，二级主任医师，河南中医学院（现河南中医药大学）附属开封医院（开封市中医院）名誉院长，中华中医药学会学术顾问，1994年经国务院批准享受政府特殊津贴，第二、第四批全国老中医药学术经验继承人导师，全国名老中医传承工作室导师，全国中医糖尿病、肝病重点专科导师；获国家二部一局"培养中医药人才贡献奖""河南省中医药终身成就奖""德艺双馨"专家荣誉称号等30余项殊荣。

从事中医临床、教学、科研50余年，善治肝胆疾患及疑难杂症。

中医养生之道讲究精神上要舒畅快乐，身体上要阴阳调和，生活上要适应自然规律，饮食上有所节制，锻炼休息应有常规，不过分疲劳，这样使人体阴阳、气血、寒热、虚实各个方面调和，保持相对平衡与协调，从而达到"阴平阳秘，精神乃治"的养生目的。

1. 劳逸结合，老有所为

我现已八十有五，身体健硕，生活起居有常，周一、五坚持坐诊，患者络绎不绝，每次应诊近15人，也不感觉十分疲劳；耳不聋，眼不花，每天坚持读报、看书，批改徒弟跟师笔记，偶尔写点文章；下午坚持锻炼近1小时，步行3~5公里，身出微汗。作为医生，要每天按时学习，善于学习，要活到老学到老，只有持续学习，才能不落后于时代，才能保持积极向上的良好心态。

2. 自娱自乐，合理膳食

健康是人一生中最大的财富，如果没有健康，一切无从谈起。

一是养心：豁达开朗，乐以忘忧，心情愉悦，与人为善。目前社会竞争激烈，人们观念发生改变，生活压力大，导致郁闷焦虑等心理障碍，出现精神情志方面的问题；该休息时不休息，就违反了自然规律和人体生理规律，必然会导致人体五脏六腑功能失衡，气血失调，最终引发各种疾病。每个人都会遇见烦心事，要及时解忧，排解不悦；只有淡泊名利，与世无争，乐观开朗，幽默含蓄，对任何人都要心存宽容，善待友人，多结交年轻人，散步有步友，同行有学友，这样才能心情快乐，心静才能养心。

二是运动：现代人生活节奏快、压力大，经常熬夜，饮酒过度，嗜食肥腻厚味，缺乏锻炼，长此以往，各种疾病就不请自来，高血压、高血脂、高血糖等均应运而生；这样不利于健康。每天要坚持步行，能走路就不骑车，能骑车就不坐车；运动能使经络气血舒通，血流、心跳、呼吸保持正常状态，有利于新陈代谢，随之也就提升了免疫功能。

三是食疗：一日三餐，主张吃饭要早好、午饱、晚少，中午时有小酌，鱼肉要食，可经常食，肥肉也可食少量；切勿暴饮暴食，要少吃动物内脏，多吃蔬菜水果、五谷杂粮类；要少饮酒，以免损害肝脏、心脑血管，引发多种慢性病。在吃东西时一定要细嚼慢咽，既可使食物充分消化吸收，又可延缓面部衰老，促进大脑的血液循环，起到健脑的作用。

3. 常用养生保健方法

（1）叩齿：叩齿是一种很常见的牙齿保健方法，对于叩齿的力量可根据牙齿的健康程度，量力而行，对于叩齿的次数有"叩齿三十六"之说，以晨起为主，叩齿三十六次，要保持心无杂念，使上下牙齿有节律的互相叩击，同时咽下分泌津液，可以健齿固齿。

叩齿要持之以恒，坚持不懈才能达到预防保健的目的。

（2）足浴：这是传统的养生保健措施，具有温经通络，活血祛瘀，健腰补肾，安神助眠等作用。应用不同的足浴方法，配合不同的足浴药物，可以取得不同的预防保健效果。对于风湿痹痛的人群可以配合伸筋草、透骨草、鸡血藤、草红花、活络草等药物，等份为散，适当延长足浴时间，具有预防和治疗疾病的目的。我诊治一痛痹经久不愈的患者，应用生川乌、生草乌、炒僵蚕等煎汤足浴，配合内服中药疗效较好。

（3）摩腹：通过对腹部有规律地按摩，达到助运脾胃，培补元气，防治全身疾病的目的。常取坐或卧式，闭目内视腹部，自然呼吸。双手叠掌置脐下腹部，男子左手掌心贴腹，右手覆左手上，女子相反，以顺时针补，逆时针泻的方式，按摩范围为上至肋弓，下至耻骨联合，根据虚实不同选择按摩方式进行，全过程约需 6~10 分钟；摩腹毕，可起身散步片刻，用于防治脾运不健、消化不良、水谷积滞、腹胀中满等疾病。脾胃健则气血充，此法同时可以作为全身疾病的辅助治疗。我在诊治胃下垂的患者时，在用药的同时，常嘱其饭后仰卧于床，身心放松，以双手从腹股沟处向上至两胁轻摩腹部，此法可助运药力，缩短病程。

养生固然重要，但患病时，要及时诊治，不要被疾病所吓倒，要泰然处之；并且不要盲目地去吃补药和保健品，避免出现药不对症，加重病情的情况。

健康长寿的法宝："治未病"

庞国明，二级主任医师，现任开封市中医院理事长、河南省中医糖尿病医院院长兼诊疗中心主任，国家区域中医内分泌诊疗中心主任，享受国务院特殊津贴专家，国家科技进步奖评审专家，中国首届百杰青年中医，全国第六批老中医药专家学术经验继承导师。兼任中

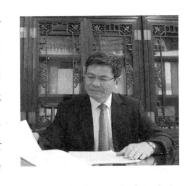

华中医药学会理事会三届理事、中华中医药学会慢病管理分会首任主任委员、民间验方主任委员、糖尿病分会四届副主任委员、中医体质分会五届副主任委员。近年来，连续四届获全中国纯中药治疗 2 型糖尿病擂台赛金奖，先后应邀到日本、韩国、新加坡进行讲学 300 余场。

国务院体改办公布的一项调查结果指出：我国肩负重任的知识分子平均寿命仅为 58 岁，比全国人均寿命低 10 岁左右。原因何在？正如前 WHO 总干事中岛宏博士说："许多人并不是死于疾病，而是死于无知。"他还说："只要采取预防措施，就能减少死亡的一半。"随着社会经济的发展和人们生活水平的提高，一些慢性病如糖尿病、高血压、冠心病、肿瘤等的发病率正在逐年增高，严重地威胁着人们的健康、影响着人们的寿命。健康是人生中最珍贵的财富，我们常说健康是"1"，金钱、事业、财富、旅游等是"1"后边的"0"，若健康这个"1"不存在了，处在健康"1"后边金钱、地位之"0"就会真正成为"0"，那就毫无意义。因此，我们要想维护好自身健康就要做到：恒学健康常识、走出保健误区、掌握保

健要领、学会保健方法、做自己的保健医生，最终实现"健康、长寿、高质量生活"的三大目标。

一、健康与长寿的新概念

（一）什么叫健康

世界卫生组织（WHO）认为：健康是生理、心理、社会适应及道德四方面都良好的一种状态，而不仅仅是没有疾病、不虚弱。

1. 生理健康的标准

①精力充沛：脑力与体力，能从容不迫地担负日常劳动和繁重的工作而不感到紧张与疲劳；

②善于休息，睡眠时间、质量均良好，能抵御一般性感冒和传染病；

③耳聪目明，反应敏捷，头发光泽，面色红润；

④体重适当，身体匀称，站立时头肩位置协调；

⑤牙齿完整光洁，无疼痛感，牙龈无出血；

⑥肌肉丰满，皮肤弹性好。

2. 心理健康的标准

①能够以平常心态对人对事，不急不躁，心平气和，知足常乐，怡然自得；

②善于调节情绪，化解矛盾，有效驾驭和应对压力；

③使自己在身体、心境、智力、情绪、业绩等方面都十分协调。

3. 社会适应的标准

①能恰当提示自己在社会中的地位，发挥自己的作用，勇于改变自我，适应环境能力强，处理人际关系好，互相谦让，与人为善，助人为乐；

②处事乐观，态度积极，乐于承担责任，不挑三拣四；

③应变能力强，适应外界环境的各种变化，使自己与环境（人、事）互相适应，协调一致；

④奉公守法，循规蹈矩，和睦为贵，心安理得；

⑤处理事情时能充分发挥自己的智慧与能力，量力而行，尽力而为；

⑥在为社会和家庭做出贡献中体现自我价值，感到自豪、满足、顺心、幸福、快乐。

4. 道德健康的标准

①不以损害他人利益来满足自己的需要，具有辨别真伪、善恶、美丑、荣辱等是非观念，能按照社会行为的准则来约束自己；

②有健康、积极向上的信仰；

③具有高尚的品德与情操；

④有完美的人格，自古就有"仁者寿，德者寿"之说。

（二）健康的"三层论"

①低层次健康：只求无病，可以满足生理欲求和日常生活、工作需求；

②中层次健康：只求长寿、耕种、睡眠、食欲尚处于可以自我调控的阶段；

③高层次健康：追求长寿和更高的生命质量，在躯体上、精神上和社会上达到完美状态，使自己与自然、社会、行为和生态环境相互协调。

（三）亚健康的现状与成因

1. 什么是亚健康

在 20 世纪 80 年代中期，苏联的布赫曼教授发现，除了健康状态和疾病状态之外，还存在一种非健康、非患病的中间状态，即检查不到明显病变的结果，但是感到身体上和精神上有各种各样的不适，如乏力、纳呆、失眠等。这个中间状态被称为：亚健康状态。

2. 当今亚健康数量有多少

20 世纪 90 年代，WHO 一项全球调查表明：健康人占 5%，患病人占 20%，亚健康人占 75%。而中国约有亚健康人群 7 亿多，占 60% 左右。最近上海、无锡、深圳等地对 1197 位中年人健康状况调查表明，66% 的人有失眠、多梦等现象，57% 的人记忆减退，48% 的人情绪不稳。所以亚健康问题已成为当今威胁人类健康、经济和科技发展的全球性社会问题。

3. 引起"亚健康"十大原因

①超负荷工作，如加班加点后又失于调理，常是导致亚健康的元凶；

②感染、暴病后失于调理，会发展成亚健康；

③大、中手术后，及外伤后没好好调养，会导致久病失养，会陷入亚健康低谷；

④精神打击是走向亚健康低谷的催化剂；

⑤产后没有好好调养。也就是说"月子"没有坐好；

⑥营养不良、饥饿也是导致陷入亚健康的主要原因之一；

⑦睡眠不足也是引起亚健康的杀手之一；

⑧更年期反应重而且时间长，最终导致亚健康状态；

⑨受寒也会偷走你的健康；

⑩伤食（暴饮暴食、饥饱无常）也会悄悄带走你的健康。

二、什么叫长寿?

WHO 将人的年龄划分为：44 岁以下为青年;45~59 岁为中年人;

60~74 岁为年轻的老年人；75~89 岁为老年人；90 岁以上为长寿老年人。因此说超过 90 岁以上才是长寿。

那么，人的生命到底有多长呢？按生物学的观点，哺乳动物寿命是其成长期的 5~6 倍。人的成长期是 20~25 年据此推算，人的寿命当是 100~150 岁，平均 120 岁左右，这也是公认的正常寿命。

三、影响健康长寿的因素

近期统计表明：全国平均期望寿命 71.80 岁，而河南平均期望寿命 72.82 岁，WHO 调查也表明，真正达到健康标准的人只有 5%，大多数人都未达到人的自然生理寿命。健康比例低，寿命未达标，这是为什么呢？

WHO 认为：慢性非传染性疾病是由内因和外因相互作用生成的。其中：内因占 15%，外因占 85%。外因中：社会条件占10%，医疗条件占 8%，气候、地理条件占 7%，而生活方式占到60%，其他占 15%。俄罗斯的调查认为：一个人的健康只有 15%取决于医学和药物，85%取决于生活方式。所以，不难看出生活方式在其中占主体地位，也就是说不良的生活方式是导致疾病的罪魁祸首。

四、健康长寿的两大法宝

中医维护健康、助力长寿的两大法宝是"未病先防、既病防变"，也就是《黄帝内经》所说的"不治已病治未病"。"治未病"既是传统、先进的医学预防思想，也是现代、全新的预防医学课题。中医一贯主张"预防为主，防重于治"，故有"上工治未病"之说。

（一）未病先防

1. 什么叫"未病"

中医学对"未病"的认识分为五个层面：

①无病：即健康平稳态；

②病欲发而有先兆：即疾病的前驱状态，亦属于亚健康状态；

③既病而尚未殃及之地：如根据脏腑表里相传的规律，见脾病当知欲传胃，见胃病当知欲传脾等；

④病将愈，有可能出现的劳复：如外感热病后期，过食或劳累可致热复；

⑤择时复发：那些明显有季节性、昼时性、周期性等时间性发作的疾病或宿疾；

2. 未病先防防什么

"未病先防"主要有二：

①防亚健康的发生：亚健康是正气不足，生理功能低下的一种状态，也是疾病的前奏，因此，防止亚健康的发生是实现健康长寿目标的重要环节。

②防疾病的发生：防止在亚健康基础的进一步发展导致机体自身的平衡失调，或复感外界病邪，或意外伤害等而导致发病。

3. "未病先防"从何处着手

增强体质，维护正气，提高机体抗病能力，《黄帝内经》说"正气存内，邪不可干"，"邪之所凑，其气必虚"。因此，"未病先防"当从防止各种致病因素的侵害入手，抓好"未病先防"和"既病防变"措施的落实。

4. 未病先防的措施有哪些

恒做九件事，康寿必为果：

①合理膳食：一日三餐，结构合理，杂而不偏，多素少荤；

②适量运动：因人而异，量力而行，持之以恒；

③戒烟限酒：烟是毒品，务必戒掉；酒少饮有益，多饮必害；

④心理平衡：心和志达，百病不侵；看淡名利，调好心态；

⑤起居有常：作息有时，早卧早起，广步于庭；

⑥勿妄进补：进补不要随意自作主张，欲补身，找医生；

⑦力避诸害：努力避开一切致病因素；

⑧知识更新：坚持学习养生知识、文化知识，更新知识有利于健康；

⑨定期体检：根据不同年龄，每半年至 1 年做一次常规体检，掌握健康状况，有针对性地养护与防治。

前四条是 1992 年 WHO 总结了世界预防医学的成果后提出的健康四大基石，也叫维多利亚十六字宣言。

据资料表明：仅做到十六字宣言中九条的前四条，就可使高血压减少 55%、肿瘤减少 33%、糖尿病减少 50%、平均寿命延长 10 年以上。因此只要做到以上九条，健康就会与我们同行，长寿就会与我们同在。

5. 为什么要强调"治未病"

"治未病"是中医防治疾病的理论核心，其内涵的实质是采取有效的措施，预防疾病的发生与发展，避免和减轻疾病对人类的危害，进而促进人类的健康和提高人类的生活质量，促使整个医学体系和医疗工作由"治病医学"向"健康医学"转变，使人类社会向"无医世界"迈进。

《中国医疗卫生发展报告》指出："慢性病已成为我国居民的头号杀手，每年死于此病的人约 600 万"。这无疑对我国慢性病的防治工作敲响了警钟，而"治未病"的开展必将对人们养生保健、疾病预防、诊断治疗以及科研教学发挥重要的指导作用。

《巴黎宣言》指出："好的医生应该是使人不生病，而不是能把病治好的医生"。"医学不仅是关于疾病的科学更应该是关于健康的科学"。

6. 做好"未病先防"九件事

（1）合理膳食。合理膳食要记住两句话，做对十个字：即一二三四五，红黄绿白黑。

"一"是每天喝一袋牛奶。人每天需要微量元素钙800毫克，而膳食中仅有500毫克，所以有人说，中国人约90%的人缺钙。缺钙会造成：骨痛、骨质疏松、骨质增生；背痛、骨折、抽筋等，而牛奶是最好的补钙剂，每袋牛奶约含300毫克钙质，正好补充不足，牛奶被称为"人类的保姆"。

"二"是250~350克碳水化合物（5~7两主食）。可根据自身身高、体重、工作性质上下调节，调控主食是最好的减肥方法。

"三"是三份高蛋白。每天以摄入三份高蛋白为最佳，一份蛋白＝1两瘦肉或一个鸡蛋，或二两豆腐，或二两鱼虾，或二两鸡/鸭，或二两黄豆等。

"四"是四句话：有粗有细、不甜不咸、三四五顿、七八分饱。主食应粗细搭配；口味应不甜不咸，每天以摄入约6克盐为好；每天吃饭的餐数以三餐为佳，可少食多餐但不能不用早餐，只吃两餐；每顿饭以七八分饱为宜。

"五"是500克蔬菜和水果是预防癌症的最好方法，可减少癌症50%。

红黄绿白黑指的是食物的颜色。

红：每天1~2个西红柿可让男性减少前列腺癌45%；红辣椒可改变情绪，减少焦虑等；

黄：指红黄色蔬菜，富含维生素A及胡萝卜素，如胡萝卜、西瓜、红薯、老玉米、南瓜等；

白：指燕麦粉/片，它具有降低胆固醇、甘油三酯、血糖，以及通便、减肥等作用；

绿：绿茶含多种抗氧自由基的物质，可延缓老化，防止动脉硬化，减少肿瘤的发生；

黑：黑木耳，每天食用5~10克为佳，动物和人体试验都证明黑木耳有降低血液黏稠度、降胆固醇等作用，可防治心脑血管等疾病。《素问·脏气法时论篇》云："五谷为养，五果为助，五畜为益，五菜为充，气味合而服之，以补精益气。"只有主副搭配、荤素结合，才能补益气血津液，有利于人体的健康。

（2）适量运动。生命在于运动，运动要有恒、有序、有度。

什么运动最好？走路是世界上最好的运动，它可以逆转冠状动脉硬化斑块，特别适合中老年人；可有效预防糖尿病，每周步行3~5次（每次步行不少于3公里，每次步行时间不少于30分钟）者比不步行者患糖尿病的风险低25%~42%；能明显使体形健美；还能够使神经系统功能尤其是人体平衡功能改善，改善思维，使情绪变得愉快。

怎样步行效果最好？要使步行达到最好的运动效果需要记住三个原则、三个字。三个原则：有恒，即持之以恒；有序，即循序渐进；有度，即适度运动；三个字：三，最好一次步行不少于3公里，30分钟；五，一个礼拜最少5次步行；七，适量运动，过轻无效，过重有害；适量指有氧代谢，即运动到自己的年龄加心跳等于170，或者心跳提高10次以上。

（3）戒烟限酒。烟是杀手，百弊无一利。众所周知，吸烟危害健康，它可使人的寿命平均损失15~18年，并可提高呼吸系统、癌症等疾病的发病率。一项调查表明：吸烟者中，知有害者占95%以上，但愿戒烟者仅50%，戒烟成功者仅5%。所以要想使自己戒烟成功，首先应深知其害，再验其苦，坚其毅力，持之以恒。饮酒具有两面性，少饮畅气活血，多饮戕伐正气，暂时戒不了烟瘾者，当做到戒烟限酒。要做到"515"，即：每天吸烟不超过 5 支，每餐饮酒酒精 <15 克，相当于 50~100 毫升葡萄酒。

（4）心理平衡。心理平衡是健康的金钥匙，其作用是实施一切保健措施作用的总和。北京调查了百岁老人的长寿秘诀，生活方式虽五花八门，但心胸开阔，性格随和，心地善良是他们所共有的。有研究表明，人到 50 岁后，每年约有 1% ~2% 的人会因动脉硬化发生血管狭窄，如再抽烟或患高血压、高脂血症等，其发生血管狭窄的比例约为 3% ~4% 或更多。若赶上生气着急，一分钟动脉就可能痉挛狭窄 100%，甚则发生猝死。情绪的确这么厉害。《黄帝内经》称"薄厥"，中医有"百病皆生于气。"研究表明，人们的情绪抑郁悲伤时会分泌一种促癌物质，人们在过度悲伤时哭泣，是有利于排毒的，即中医所说的"郁随泪解""毒随泪出"。心理状态好的情况下，功能正常，抗毒、抗癌、代谢好。正确对待自己，对待他人，对待社会，要助人为乐，知足常乐，自得其乐。只是要心胸宽阔，有业余爱好，就容易心态平衡。

（5）起居有常。生活规律，夜卧早起，劳逸结合，广步于庭，顺应四时，春夏养阳，秋冬养阴。

（6）力避诸害。要努力避开环境污染、工业毒气、自然灾害，及时防治各种传染病，不吃不洁食物，不乱用药，努力避开车祸、虫兽伤害等影响我们身体健康的有害因素，所以爱护环境、接种疫苗、遵守交通规则等行为，不仅有利于我们的健康，也有利于维护社会的和谐稳定。

（7）勿妄进补。常言道："药补不如食补"，进食补药，必须在医生指导下进行，遵从医嘱，因人而异。吃补药切勿跟着感觉走、跟着人群走；补不如法，反其道而行之，甚至会造成不良后果。

（8）知识常更新。学习养生知识要选择正确获识途径，避免健康误导很重要。选择正规的获知途径，多看权威部门出版的书籍或杂志，多参加由正规医院举办的疾病防治科普知识讲座，多学习、多与人交流，常更新保健常识讲座，多学习新的保健方法。多读书，不断充实自己的养生知识，使自己的知识面不断拓宽，兴趣爱好日益广泛，有利于保持自己心情舒畅，也可通过学习让自己知道如何管理自身健康。

（9）定期体检，早知不测。健康体检能够及时发现健康中隐患，为健康维护提供科学依据，防微杜渐保护人力资源，节省开支。

健康体检是行政机关、企事业单位领导的关爱行为，也是人性化管理、得人心之举。健康体检后的注意事项有三：

（1）如果检查结果反映您的健康状况存在问题，请根据医生的建议和指导及时就医，并且合理地安排好您目前的生活作息和习惯。

（2）如果您此次检查身体状况良好，请保持您良好的生活习惯，并且定期给您的身体做一次全面检查。

（3）请您保存好体检结果，以便和下次体检结果作对照，也可作为您就医时的资料。健康体检要有下文：健康体检后有阳性结果要及时咨询并接受指导；定期复查，动态观察，直至达标；必要时到医院接受治疗；根据体检结果，制订针对性强、科学合理的保健方案。

（二）既病防变

1. 早诊早治，降低代价

如果有身体不适，应积极主动及早就医，通过医生诊治，见微知著，尽快准确地做出诊断和治疗，避免延误病机，做到早就医、早确诊、早治疗，把病情化解在病的初期、轻症期，这样既可减少经济代价，又能降低对身体的损害。

2. 把握发展规律，选准靶点截断病势

要以整体观念为理论依据，掌握疾病的传变规律，采取积极有效的治疗措施逆转疾病，截断病势，利用对疾病的预见性，防止疾病由浅入深，由一个部位向多个部位传变，"先安未病之所"，以求事半功倍之效。

3. 愈后调养，防复发

大病新瘥，气血尚虚，脾胃弱，体内正气未完全恢复，调养不慎，易致病复。因此，采取一定的措施以防复发，是不可忽视的重要环节。需要做到巩固治疗防复发、饮食调养防复发、情志调理防复发、劳逸适宜防复发与顺应自然气候防复发四个方面。

> **结语** 学好用好健康长寿的两大法宝，践行"1234"健康经，努力实现健康、长寿、高品质生活之三大目标：
>
> "1"即一个中心，就是珍爱生命为中心；
>
> "2"即健康两大法宝——未病先防，既病防变；
>
> "3"即三大目标——健康、长寿、高品质生活；
>
> "4"即四句格言——最好的医生是自己，最好的药物是时间，最好心情是宁静，最好的运动是步行。

养心四要

庞国明

俗话说，心和志达，百病不生。专家也指出："心理、适量运动、戒烟限酒是一切养生保健取得效果的前提。"可见养生必先养心。那么如何养心呢？我认为有"四要"。

一、心要平

对人、对事心态要平和，做到荣辱不惊，遇到顺境、援助、奖励等好事，不大喜过望；遇到逆境、批评、亲朋离世等不良刺激也不大惊大恐、大悲大忧；尽量保持平常心、平和心。

二、心要善

心地善良、善言、善行，与人为善。在社会上发善言、行善举，扶弱济困，量力而行；勿以善小而不为，或出人出力，或施舍钱物；在单位要善于遵规守纪，善尊领导，善待同事，善待工作；在家庭要孝顺老人，关爱配偶，善教子女。一切从善出发，永走善路，结善果。可谓仁者康，德者寿。

三、心要宽

凡事要看得开，不斤斤计较，做到大事小情、悲哀喜事，从容应对，过之释怀。否则就会自寻烦恼，五志过极而伤五脏。如：喜伤心，怒伤肝，恐伤肾，思伤脾，悲忧伤肺。总之，对待良性与不良的刺激，既要拿得起，更要放得下，只有放得下才能拿得起。放下心宽，身体强健。

四、心要公

不积压心事，把心语公开，及时向亲友倾诉心里话，心扉敞亮，气血畅达，五脏和谐则百病不生。反之，心事重重，日积成郁，郁闷不泄，久之则郁瘀致病，百病丛生。二要有公心，公生明生廉，心明则路正，廉洁则坦然，眠食俱佳，助健利寿。

健康格言:

事从容则有余味,人从容则有余年。

——《明儒学案》明·黄宗羲

养心善于寡欲。欲不可纵,欲纵成灾;乐不可极,乐极生哀。

——《养生四要》明·万全

善摄生者,先除欲念。

——《食色绅言》明·龙遵

漫谈老年性痴呆的早期防治

王清峰,脑病专家,主任医师,硕士生导师。中华中医药学会医院管理分会委员、中华中医药学会脑病专业委员会委员、中国中医药研究促进会脑病专业委员会常务副主任委员兼秘书长。擅长脑病及疑难杂症等的诊治,发表著作 5 部、论文 20 篇。

一、什么是老年痴呆

老年性痴呆是老百姓的口语,医学上叫作阿尔茨海默氏病,这种疾病是慢性进行性的神经系统退行性病变。它是以进行性的记忆力减退为主要表现,可以伴随有失语,失认,记忆障碍,同时有精神方面改变的一种神经退行性改变。本病属于中医"痴呆""癫证"等范畴。中医认为肾为先天之本,肾生水,脾胃为后天之本,主气血。而如果脾虚、肾虚,或者脾肾两虚,就会导致气血生化不足,脑髓空虚，则脑室缺氧，发为痴呆。

二、老年性痴呆的危害

老年性痴呆的危害是比较重的，这个疾病本身是无法被治愈的，即使经过治疗，也会逐渐进展、恶化。在这个过程中，首先，患者本人的生活质量、社会功能，会越来越差；其次，家庭照料者的负担也越来越重；再次，整个社会的经济负担无疑也是加重的。

三、老年性痴呆是怎么形成的

老年性痴呆常在不知不觉中逐渐起病。最早的表现就是记忆力下降。老人可以清楚地记得童年时期的生活片段，但会忘记刚刚吃过的早餐。随着病情发展，患者精力日益衰退，兴趣狭窄，情绪迟钝，易发脾气。患病的晚期，还会出现行为异常和人格改变。部分老人会出现当众裸体，饮食不知饥饱，到处乱跑，大小便失禁，给家属和亲人带来无尽的烦恼。本病的病因目前不太明确，但与遗传、高龄、中枢胆碱能神经系统功能降低、脑血管病变、颅脑外伤、脑部感染、中毒等各种有害因素有关。病理改变主要是大脑皮层的神经元细胞大量死亡，额叶、颞叶及大脑皮层弥漫性萎缩、变薄，海马及相应的皮质部位尤为明显，沟回增宽，脑室扩大，神经元数目减少，大量老年斑、神经元纤维缠结，颗粒空泡变性。中医认为，脑为元神之府，由脑髓滋养，脑髓充足，才能神气清灵；髓海不足，则神呆气钝，失却清灵。年老之人，肾气渐衰，阴精渐亏，精亏于下，不能上充于脑；髓海空虚，元神失明，神明失聪；脾气亏虚，易致痰阻脑络；七情失调，可使脑络发生瘀滞。本病的基本病机为髓减脑消，神机失用。病位在脑，与心、肝、脾、肾的功能失调密切相关。本病以气血、肾精亏虚为本，以痰浊、瘀血之实邪为标，临床多见虚实夹杂之证。

四、怎么判断得了老年性痴呆及患病的轻重

可以从以下四个时期来判断

（1）健忘期。此期是本病持续时间最长的一期。从以下几个表现可以看出：①记忆障碍：记忆能力明显减退或丧失，情绪不稳，或神情呆钝，思维缓慢，简单贫乏，缺乏逻辑性、连贯性，情绪不稳，动作、表情迟钝，对周围事物缺乏兴趣，甚至发音不清，语无伦次，活动范围减少，但尚能保持日常生活能力，基本上不需旁人帮助；②认知障碍：社交能力、运用新知识的能力下降，并随着时间的推移而加重，逐渐出现语言功能障碍，不能讲完整的句子，口语量减少，阅读理解能力受损，交谈能力减退，最后完全失语；③计算能力障碍：常表现为算错账、付错钱，到后来不能进行简单的计算，严重时出现时空定向力障碍，不会穿衣、不认家门或迷路，不会使用常用的生活物品，如筷子、勺子等，但仍可保留运动的肌力和协调能力；④精神障碍：多见于行为和情感障碍。精神障碍包括抑郁、情感淡漠或失控、焦躁不安、兴奋和欣快等，患者注意力涣散，主动性减少，部分患者出现片段妄想、幻觉和攻击倾向，有的怀疑配偶有外遇、子女要加害自己等。

（2）精神错乱期。此期痴呆持续加重，病情急转直下，认知功能进一步减退，伴有失认、失语和失用，思维情感障碍及个性人格改变明显，行为明显异常，狂乱无知，性格刚暴，哭笑无常，妄言声高，喧扰不宁，逾垣上屋，骂詈不避亲疏，或气力过人，伤人毁物，也可见癫痫发作，语法错误，判断力受损，易产生被害观念。晚期则出现思维破裂，自言自语或大声说话。多数患者有失眠或突然发生某些痴呆症状，但症状消失也相对较易。

（3）痴呆期。此期患者严重痴呆，处于完全缄默、完全卧床、完全丧失生活自理能力的状态，常伴有恶病质、肌强直和大小便失禁。

（4）运动功能障碍。①震颤：初期，常以静止性震颤为首发症状；②肌强直：表现为肢体僵硬，动作笨拙，活动量减少；③语言障碍：因舌肌、咽喉肌出现强直所致构音障碍，临床表现为说话慢、声音低短、音调低平、缺乏韵律；④吞咽障碍：舌肌、咽喉肌出现强直时可出现吞咽动作启动困难，咀嚼及吞咽动作缓慢。

五、如何治疗老年性痴呆

老年性痴呆的治疗，主要强调一个早字，早发现、早诊断、早治疗，是老年性痴呆治疗的一个关键所在，所以一旦确定了是老年性痴呆，家属、患者要积极配合医生，制定合理的治疗方案。

中老年痴呆患者的生活护理非常重要，有效的护理能延长患者的生命及改善患者的生活质量，并能防止摔倒受伤、外出不归等意外发生，另外在医生指导下做些职业训练（如注意力训练、记忆力训练、空间定位障碍的康复训练、自身空间定位训练、物体与物体之间相互定位关系的训练等）、音乐治疗和群体治疗等康复训练，有利于老年性痴呆患者的恢复。

西医治疗老年性痴呆的药物主要有两种。①改善认知功能：多奈哌齐、利斯的明、美金刚、吡拉西坦、茴拉西坦、奥拉西坦等；②控制精神症状：氟西汀、帕罗西汀、奥氮平、利培酮等。

在临床上中医采取以通和补相结合的治疗办法，因为老年性痴呆是由于长期慢性脑缺血缺氧造成大脑萎缩、脑细胞凋亡而引起的，以记忆力衰退为主要的临床表现，所以通过通经络、通血管、通脑窍的治疗来改善大脑的血液供应、氧气供应和营养物质的供应，在三通的基础上再配合三补的治疗，补脾、补肝肾、补脑髓，来延缓脑细胞的衰老，帮助大脑功能的恢复，同时还要采用食疗的办法，配合针灸、艾灸、推拿、经络疏通、穴位埋植等综合性的治疗，才能有效地控制老年痴呆的发展。

六、如何预防

1. 适当运动勤动脑

首先是适当的体育锻炼。老人应该选择运动量不太大的活动来促进血液循环，比如每天练练太极拳、慢跑、散步等。每天睡觉前也应该活动活动腰腿，按摩一下脚底等。另外，培养自己的爱好，多读书、看报，或者练习书法、乐器对预防老年性痴呆都是很有效的。

2. 注意保持良好的心态

老年性痴呆发病是缓慢的过程，人的衰老也是一个缓慢的渐进的过程，如果老年人平时不参加任何社会活动，性格内向、保守，甚至退休后有抑郁寡欢、固执、疑心等不良的心理状况和不稳定的情绪，无疑对老年人生理上的衰老过程有加速作用。所以，在某种情况下，老年人的生理特征与心理特征有可能形成一种恶性循环，即生理上的衰老一定程度上决定了心理上容易产生的情绪消沉、抑郁、不稳定，而这种消极的心理特征又反过来会加速生理上的衰老和病情的加重。

七、食用哪些食物能防治痴呆

（1）羊脑 60 克，葱白 3 根，生姜 3 片，莲子 10 克（研细）。将羊脑洗净，加水煎汤，以汤代水，与莲子共煮粥，待熟时调入细盐、葱白、生姜，早、晚温热服食。可补肾填精，聪脑安神，壮骨生髓。

（2）胡桃仁、何首乌各 6 克，天麻 6 克，枸杞子 6 克，调味品适量。锅中放清水，入天麻、胡桃仁、何首乌、枸杞子，文火炖沸后，温热服食。可养血补肾，育阴填精。适用于心悸、失眠、记忆下降、痴呆、健忘等。

（3）桑椹 15 克，黄精 30 克，鸽子 1 只。将鸽子宰杀后，去毛和内脏，洗净，与桑椹、黄精同放入碗内，加适量沸水，隔水炖熟，调味后饮汤食肉。适用于老年人记忆力减退。

（4）麦冬 15 克，枸杞子、五味子各 10 克，洗净，研成粗末，同置于杯中，用沸水冲泡，代茶饮用。

（5）白木耳 15 克，猪瘦肉 300 克，洗净，切片，去核红枣 5 只，用文火煮熟，加冰糖，每日 1 剂。

（6）党参 15 克，益智仁、白术、半夏各 10 克，陈皮、生姜各 6 克，猪尾 4 条，洗净，蒸半小时，每日 1 剂。

（7）花生 100 克，猪蹄 1 只，洗净，加水炖熟，加入调味品，每日 1 剂。

（8）枸杞 10 克，羊脑 1 只，洗净，隔水蒸熟，加入调味品，每日 1 剂。

（9）海带 100 克，洗净，切丝，煮熟后加入豆腐 200 克及生姜片，再煮半小时，加入调味品，每日 1 剂。

健康格言：

老年人养心歌

人老年事高长，注意心身涵养。

编支养心之歌，献给长者思量。

人间运动永恒，身体锻炼经常。

待人处事接物，做到心情舒畅。

疾病挫折坎坷，务须达观开朗。

邻里以和为贵，不要舌战唇枪。

年老乐不至极，万勿过分悲伤。

暴怒血压升高，牢骚肝损脾胀。

即使蒙冤委曲，冷静处置何妨。

心平气和愉快，长寿幸福健康。

要想健康长寿须从娃娃抓起

——谈儿童亚健康中医调养

王喜聪，儿科专家，主任医师。中国儿科医师合作共同体副主席，中国中医药研究促进会儿科分会副会长，中华中医药学会儿科分会常务委员，世界中医联合会脑瘫分会常务理事。

亚健康概念最早是由苏联学者 N·布赫曼教授于 20 世纪 80 年代中期提出，指人体除了健康和疾病状态外，还存在介于两者之间的第三种状态，即亚健康状态，也称第三种状态、病前状态、亚临床灰色状态等。它是一种动态变化的特殊阶段。

亚健康体现了中医学的"治未病"思想，中医学的治未病有三种含义：一是防病于未然，强调摄生，预防疾病的发生；二是既病之后防其传变，强调早期诊断和早期治疗调理，及时控制疾病的发展演变；三是愈后防止疾病的复发及治愈后遗症，也包括调理亚健康状态，体现在未病先防，已病防变，病后防复。

儿童亚健康泛指 0~14 岁少儿出现的亚健康状态。随着人民生

060

活水平的不断提高，社会的不断进步，人们对儿童的健康和生长发育提出了更高的要求。人们不但要求进一步控制对儿童生命健康构成威胁的各种疾病，而且要求儿童有更加健康的体质，为儿童的生长发育提供更全面、更高水平的服务。儿童的心理发育，以及为将来更好地适应社会所需要的综合能力的发展，也引起了人们广泛的关注。

一、儿童亚健康症状

儿童亚健康包括躯体性亚健康和心理性亚健康，相对于成人而言，儿童以躯体性亚健康为主。

1. 躯体性亚健康的表现

（1）孩子面色萎黄、消瘦、头发颜色枯黄没有光泽，黑眼圈、面部白斑、厌食挑食，有的舌苔厚腻，有的舌苔剥脱像地图样，入睡后出汗多。

（2）小宝宝虚胖，吃东西多，面色㿠白，稍动出汗，手臂肉松软。

（3）白天多动，不听指令，注意力不集中，烦躁，爱啃指甲，剥指甲皮，睡眠辗转不安、常有磨牙。

（4）孩子口气异味，睡觉流口水，便秘，常诉腹痛、头痛，指甲有白点。

（5）孩子皮肤粗糙，易发痒疹，揉眼睛，易咳嗽，反复呼吸道感染，几乎每月生病吃药打针。

（6）小宝宝枕秃，较哭闹，肋骨外翻，出牙延迟。

（7）肥胖少动，倦怠乏力，易困倦。

2. 心理性亚健康的表现

强迫、敌对、人际关系敏感等等可引发焦虑情绪，受这种持久性的焦虑情绪长期影响并且不能靠自我力量调整进而影响到了正常生活，就属于心理上的亚健康状态。儿童亚健康常发生在家庭关系不和谐和学习压力大的儿童身上。心理性亚健康表现为脾气急躁、精神紧张、焦虑等状态。

二、儿童亚健康的原因

一是先天体质的原因。有的孩子先天禀赋不足，脾胃虚弱。孩子长期处于亚健康状态可引起反复的呼吸道感染，而反复的呼吸道感染又反过来使孩子经常处于亚健康状态，二者形成恶性循环。

二是后天脾胃不和，喂养不当。家长喂养过于精细，肉蛋奶等肥甘厚腻食物摄入过多，饮食不规律、无节制，是导致孩子亚健康状态最常见的因素。孩子的脾胃功能尚未完全发育成熟，而长期不恰当的饮食会增加孩子的脾胃负担，造成小儿脾胃功能的紊乱，从而形成脾胃不和。

三是处于"病瘥期"。某些急慢性病后期也是亚健康期，特别是急慢性感染疾病之后，病后初愈，此时孩子身体的正气、脾胃尚未完全恢复，中医称之为"病瘥期"。

四是反复使用抗生素药物或输液过多。当孩子生病时，家长盲目使用抗生素或为了追求疗效选择输液，虽然病好了，但人体正气已伤，尤其会伤脾胃之气，造成脾胃不和。

三、儿童亚健康绿色疗法

中医养生之道是指修养身心，以期保健延年的方法。儿童通过合理的养生，也可以达到预防疾病和调理身体的目的。小儿"稚阳未充，稚阴未长""五脏六腑，成而未全……全而未壮"，表现为小儿机体柔嫩、气血未盛、脾胃薄弱、肾气未充、腠理疏松、神气怯弱、筋骨未坚等特点，无论在形体方面还是生理功能方面均处于相对幼稚和不足的状态。在病理上表现为阳常有余、心常有余、肝常有余和阴常不足、肺常不足、脾常不足、肾常虚的"三有余四不足"的特点。因此，小儿养生就是要根据小儿生理病理特点，呵护先天，强壮后天，顺应自然界的变化规律，有针对性地调理小儿机体的阴阳状态，努力实现人体和自然界的统一协调，以达到阴平阳秘、气血协调的养生目的，使小儿内外环境和谐，气血平和，即顺四时、适环境、调阴阳，以增强适应气候变化的能力，达到生长发育、身体强壮、心理健康和社会适应能力的健康状态。

中医在中华民族数千年历史长河中积累了丰富的经验，以及法于阴阳，和于术数，饮食有节，起居有常，不妄作劳的养生核心原则和主要方法。

1. 调情志——七情合

在《黄帝内经》的养生法则中特别提出了情志调和是养生的重要内容。我们要顺应四时环境变化以调养五脏之神气，春应生发之机，当心情舒畅，乐观舒心；夏应华实之象，当精神饱满、充实，勿生恼怒；秋应平容之性，当安定内敛，清心宁静；冬应潜伏之气，当藏而不露，调神于内。情志失和不但是疾病发生的原因，也是影响疾病预后转归的重要因素。临床上如抽动秽语综合征、多动症、孤独症、癫痫等疾病均与小儿的情志因素密切相关。七情是五脏之气所生，七情不和极易伤气而致气机紊乱而发病。因此，小儿四季养生要借助自然界的长势以愉悦心情，调和情志，平衡阴阳，增强体质，达到七情和合、阴阳平衡的养生防病目的。

2. 节饮食——健脾和胃

小儿生机蓬勃，发育迅速，需要营养物质的不断供给和充实，才能满足小儿生长发育的物质需求。小儿饮食有节，对充养真气具有重要意义。食饮有节，要求合理膳食，谨和五味，当以五谷为养，五果为助，五畜为益，五菜为充，气味合而服之，以补益精气。逆之则饮食不节，损伤脏腑而引发各种疾病。所以，小儿的四季养生与合理饮食关系密切，要借助饮食五味，合理饮食，健脾和胃，调和阴阳，以达到小儿强身健体的四季养生目的。

3. 慎起居——顺应自然

慎起居是顺应自然界的阴阳消长节律的养生方法，要顺应自然界四时气候交替变化的规律，与天地阴阳保持协调平衡，以使人体内外环境和谐，即顺四时，调阴阳，按时作息，睡眠充足，生活规律，衣着随季节气候变化及时添增，以求得人体与生活环境保持和谐统一。要顺应四时之象调养五脏之气，即顺应春季阳气的生发以疏肝气，顺应夏季阳气的旺盛以养心气，顺应秋季阳气的收藏以养肺气，顺应冬季阳气的闭藏以养肾气。同时，要保护生态环境，减少环境变化带给人类的伤害。小儿养生要顺应自然界的运动变化，以增强适应环境变化的能力，借助自然界的四季变化之势以充实人体的真气，增强调节生命节律的能力，保持人体内阴阳的平衡，达到天人合一的理想境界。

4. 勤锻炼——强身健体

小儿脏腑娇嫩，形气未充，阴阳二气处于幼稚阶段，但在生长发育过程中却表现为生机旺盛，发育迅速。这时小儿要重视户外活动，加强身体锻炼，一方面通过锻炼增强体质，提高适应自然环境变化的能力，另一方面又可以愉悦心情，强壮后天，促进儿童健康成长。小儿户外活动，锻炼身体要顺应自然界的四季气候和阴阳消长的规律及特点，春夏季节在阳长阴消和日出阳气渐生时比较适合锻炼，可以增强户外活动和锻炼身体的时间。要借助自然界的阴阳消长的变化调节小儿体内的阴阳平衡。

5. 御外邪——内强正气

（1）中药内服法。根据小儿不同体质偏颇，结合季节气候变化的自然规律，应用中药内服进行体质调理，达到防治疾病的效果，这是小儿养生防病的重要手段。例如：春季为呼吸系统疾病、过敏性疾病和传染病的高发季节，针对体虚卫气不固的特禀体质小儿可在发病前期适量服用中药玉屏风散等方，以固护肌表、增强体质，提高机体的抗病能力；心火偏旺的小儿可在夏季预服清暑益气汤以清热祛暑；痰湿体质小儿可在秋冬气候变化前预服三子养亲汤或温胆汤等中药，并配合相应饮食调摄，可有效改善小儿体质状态，提高机体的抗病能力。现代研究证明，对于反复呼吸道感染的儿童，在冬春多发之际应调补肺脾肾，改善体质，提高免疫力，可显著降低呼吸道感染的发病率；儿童哮喘的缓解期，通过调理脏腑气血、扶正固表，可延长疾病缓解期，减少、减轻发作期的时间和症状。

（2）小儿推拿。推拿是古老的医疗方法，远在两千多年前的春秋战国时期，按摩疗法就已经应用于医疗实践。由于按摩具有无痛苦、无毒副作用的特点，因此在小儿疾病的防治和小儿保健方面具有优势。小儿推拿疗法的治疗特点是以手法在小儿体表的特定穴位或部位施加一定的物理刺激，通过调节经络气血的运行来激发调动小儿机体自身的调节作用，以调整机体脏腑的平衡，增强机体的抗病能力，达到治疗疾病、预防疾病、增强体质的目的。通过中医按摩手法治疗这一简单的方式，可以满足儿童很多常见疾病和部分疑难杂病的治疗和预防需求，同时在小儿保健方面发挥了至关重要的作用。在诊断明确的基础上选用小儿推拿为治疗手段，即可作为主要治疗手段也可辅助其他治疗手段，患儿更容易接受。

在中医基础理论的指导下，小儿推拿广泛应用于小儿泄泻、呕吐、食积、厌食、便秘、腹痛、脱肛、感冒、咳嗽、哮喘、发热、遗尿、夜啼、肌性斜颈、落枕、惊风等疾病，有较好的效果。

此外，小儿推拿可以结合小儿四时生理、病理、体质特点及小儿四时疾病的发展规律，运用手法刺激人体穴位或特定部位，并依据季节的不同及小儿的体质差异加用不同腧穴，以疏通经络，振奋阳气，固护一身之表，改善体质，提高机体抗病能力，从而达到防病治病的作用。例如，对于形体消瘦、面色萎黄、毛发稀疏、食欲不振、大便不调、口中异味的小儿，治当健脾和胃，消食化滞，可用健脾保健推拿法：顺运内外八卦、揉板门、补脾经、清胃经。对于体质虚弱、反复感冒、咳嗽气喘、肺炎恢复期及哮喘缓解期的小儿，治当益气宣肺，固表强卫，顺气化痰，可用补肺保健推拿法：平肝清肺，补脾，清天河水。对于易受惊恐、惊悸不安、烦躁不眠、急慢性惊风的小儿，治当宁心安神，镇静息风，可用安神保健推拿法：平肝，清天河水，捣小天心。对于先天不足、发育落后的小儿，治当补肾益精，健脑益智，可用益智保健推拿法：揉二马，独穴多揉久推，以大补肾中水火，壮元气，填精髓，强腰膝，促进生长发育。

在常规推拿的穴位基础上，也可根据四时分别辅助不同的腧穴进行揉按；立春增加肝腧、胆腧；立夏增加心腧、小肠腧、脾腧、胃腧；立秋增加肺腧、大肠腧；立冬增加肾腧、膀胱腧等。临床实践表明，应有本法预防小儿反复呼吸道感染、提高机体免疫力具有显著的疗效。

（3）穴位贴敷疗法。由于经络"内属脏腑，外络肢节，沟通表里，贯穿上下"，是人体气血循环运行的通道，而穴位则是运行通路中的交汇点，不仅反映各脏腑生理病理的机能，同时也是治疗五脏六腑疾病的有效刺激点。因而运用穴位贴敷疗法，刺激和作用于体表腧穴，通过经络的传导，纠正脏腑阴阳的偏盛或偏衰，改善经络气血的运行，对五脏六腑的生理功能和病理状态，可产生良好的治疗和调整作用，达到以穴驱邪和扶正强身的目的。此外，贴敷药物直接作用于体表穴位，可改善局部血液循环及周围组织营养，促使药物吸收。还可使药物透过皮毛腠理由表入里，通过经络的贯通运行，联络脏腑，沟通表里，发挥较强的药效作用。

穴位贴敷疗法适应证广、疗效显著、副作用少。贴敷保健治疗，不经过脾胃，故不致伤害脾胃而影响水谷精微的输布，虽有攻伐，但不直接连及脏腑，作用缓和，因此，可以避免五脏气血损伤及由此产生的阴阳偏胜偏衰的病变。此外，药物贴于穴位，便于观察，如有不适感觉或异常情况发生，可立即将药物撤除，可避免发生严重毒性反应。

穴位贴敷在防病保健方面，有着广泛的应用，临床也有大量的报道。例如三伏贴，利用阳气至盛的三伏天，人体腠理开泄，以辛热之品刺激特定穴位，鼓舞人体正气，驱散沉寒，调理机体阴阳平衡，在防治小儿过敏性鼻炎、哮喘、寒湿泄泻等虚寒性宿疾中取得了显著效果。对于身体虚弱者的预防保健，临床常选用补肾健脾、疏肝养肺、益气活血、温经通络的药物，贴敷于关元、气海、背俞、足三里等具有强壮作用的穴位，起到增强人体正气，提高抗病能力，预防疾病的作用。

在儿科疾病方面，穴位贴敷疗法的适应证十分广泛。尤其对以下儿童疾病有疗效：①呼吸系统疾病：感冒、发热、咳嗽等，可贴于大椎、天突、肺腧；②消化系统：便秘、腹泻、食积、消瘦、厌食、脾胃虚弱等，可贴于神阙穴、中脘穴；③其他：免疫力低下、遗尿、汗证等，可贴于神阙穴、关元穴。

（4）药膳食疗法。中医药膳是在中医药理论指导下，将不同药物与食物进行合理相配而做成的美食。中医药膳主要由两大类原材料组成，即药材与食材。药材具有不同的性能与功效，可以防病治病，促进机体健康；食材是人体营养物质的主要来源，用于保证人体生长发育及生命活动。药膳食疗是取食物之味与药材之性，将这两者按一定的理论与原则有机地结合，融药物的治疗特性于日常膳食中，既具有膳食提供机体营养的功能，又具有一般食物的色、香、味、形特征，同时还具有防治疾病、保持健康、改善体质的重要作用。遵循"春夏养阳、秋冬养阴"的防病法则，根据小儿的不同体质，结合四季节气的自然变化规律，应用食物和药物的不同性味归经进行体质调理，达到未病先防，已病防变的目的。例如，春天万物复苏，人体阳气顺应自然变化渐趋旺盛，此时可食用葱、姜、蒜、大枣、花生等辛甘发散之品以助春阳、调护人体阳气，而不宜食用酸涩收敛之品。夏季气候炎热，万物生长，是天地之气上下交合之季。人在气交之中，受夏季炎热气候的影响，人体阳气外发易泄，故饮食上要固护阳气，多食用营养丰富的蔬菜瓜果，平时多喝绿豆汤、赤小豆汤等甘寒清淡食物，少油腻之品以免湿邪停留。秋季天地阳气渐收，阴寒渐长，万物收敛，气候凉燥，最易伤津，宜多吃汁多滋润之品，如芝麻、甘蔗、梨、百合、马蹄、粥等，以防燥护阴、滋阴润肺。冬季阴气极盛，阳气潜藏，人体阳气亦随滞内收，体内新陈代谢处于相对缓慢的状态，此时进补能使营养物质转化的能量最大限度储存，以滋养五脏和四肢百骸。这些是中医数千年来积累的防病强身之道。

药膳的品类很多，要依据小儿的需要，选择合适的种类。如外感风寒，可选用生姜粥、生姜葱白饮等解表类药膳；长期便秘，可选用柏子仁芝麻粥等润下类药膳；伤食积滞可选用山楂麦芽饮等消食健胃类药膳等。不论何类药膳，都应按需选择，适量即可，不要过量。小儿的药膳食疗，要注意口味，方便服食。制作方法上，多采用炖、蒸、煨、煮、焖、熬等法，较少采用炒、爆、炸等法，多制作成菜肴、汤羹、粥食、饮料、点心等小儿喜爱的形式。

（5）香薰疗法。香薰疗法是根据四时节气特点，将气味芳香的药物，比如丁香、藿香、冰片、石菖蒲、艾叶等制成适当的剂型而作用于全身或局部的防治疾病的方法，应用于小儿四季防病功效显著。我国民间素有"香包辟邪"的习俗，即将艾叶、菖蒲、陈皮、苍术等药物研末，装入袋中，做成香袋挂于小儿胸部，或做成肚兜戴于腹部，或做成药枕当枕头，或做成马夹、背心穿戴，可用于抵御四时邪气。现代研究表明，中药香囊里中药浓郁的香味会在人体周围形成高浓度的小环境，而中药成分通过呼吸道、皮肤进入人体，能够兴奋神经系统，刺激鼻黏膜，使鼻黏膜上分泌性免疫球蛋白含量提高，抑制多种致病菌生长，还可提高身体的抗病能力。同时，药物气味分子被人体吸收以后，还可以促进消化酶活力，增加分泌物，从而提高了消化酶的活性增强食欲。故该疗法通过"闻"这一途径，从而起到避秽解毒、增进食欲、增强体质、防病治病的作用。

（6）儿童药浴疗法。药浴疗法历史悠久，早在3000多年前的商殷时期就盛行用药物进行沐浴，以防治疾病。中医药浴疗法是以"外治之理即内治之理，外治之药即内治之药"的中国传统医学理论为依据，以脏腑经络理论为指导，将中药煎煮后，利用蒸汽熏蒸，再用药液淋洗、浸浴全身或局部患处的一种治疗疾病的方法，有疏通腠理、发表达邪、清热渗湿、解毒止痒、补益脏腑、平衡阴阳的作用，是中医学外治疗法的重要组成部分。

药浴疗法用药安全灵活，从体外施药可以减少对消化道的刺激和肝脏的损害，比口服用药更加安全可靠，可随时停用，并且方法简单，儿童易于接受，便于应用。

药浴疗法可广泛应用于儿科，对感冒、咳嗽、小儿黄疸、湿疹、便秘、腹泻、紫癜、反复呼吸道感染等均有较好的疗效。

> **结语** 中医药自古以来在儿童健康调养方面独具特色和优势，对儿童生理病理认识独到，防病治病经验丰富，强身健体方法多样，对减少抗生素滥用、促进儿童健康成长、增进家庭和谐幸福、全面提高人口素质也具有重要意义，儿童健康事关国家的未来和希望，所以健康养生要从娃娃抓起。

生活中如何护肾

韩素萍，肾病专家，主任医师。中华中医药学会肾病分会委员，中国民族医药学会肾病分会常务理事。擅长治疗急慢性肾病等肾脏疾病。

肾为"先天之本、性命之根"，肾藏精，肾精所化之气成为肾气。肾气的盛衰，关系到人的生殖能力与生长发育。从小孩的乳牙换成恒牙，发育到青春期，女子有月经来潮，男子有精液排泄，肾的精气开始旺盛，性功能逐渐成熟。以后随着肾中精气的充盛，身体发育健全，机体功能活动增强。到了老年，肾的精气衰减，性功能和生殖能力随之减退至消失，形体也随之衰老。肾气不足可以出现以下表现：小儿表现为生长发育迟缓，智力低下；中青年会出现眩晕耳鸣、失眠健忘、腰膝酸软；女性可出现闭经、不孕；男性可出现阳痿、早泄；老年人可出现耳鸣耳聋、发白齿落、精神萎靡、健忘痴呆、腰酸背痛等症状。肾主水，水在人体内无处不在，靠肾气推动运行，肾气不足，则水就容易停滞，形成水肿。种种与水有关的病症都与肾有关。肾主纳气，从经络来说，肾经上连肺，肾气足则肺气足，如果肾的纳气功能减退，吸入之气不能归纳于肾，就会出现呼多吸少、动则气喘。另外肾主骨生髓，养脑益智在于肾。骨的生长、发育、修复，都要靠肾精的滋养，肾精充足则骨骼及牙齿就会坚固有力。人的精神活动、思维能力，除与心有关外，也与肾相关。因为脑髓依赖肾精才能不断生化，肾精不足，则脑髓不充，可见头晕耳鸣、健忘失聪；肾精充足，则会才思敏捷、心灵手巧。假如把人比作大树，肾就像大树的树根一样，根深方能叶茂，所以说肾好身体才好，肾好，人就长寿！无论从中医角度，还是西医角度，肾的保健是至关重要的，那么生活中如何保养您的肾呢？下面就谈谈肾保健的问题。

一、注意寒邪的侵袭

中医认为，寒为阴邪，易伤阳气，其伤人途径有两个：一是外寒侵袭肌表，损伤卫阳，称为"伤寒"。二是外寒直中脏腑，损伤脏腑之阳，称为"中寒"，后者尤为严重。而中医学的另外一个重要学术观点是"正气存内，邪不可干"，"邪之所凑，其气必虚"，人体正气充足，外寒之邪虽然存在，但不易伤人，若正气虚弱，则很容易感受外邪而发病。人至中老年之后，肾中精气亏乏，所以极易感受寒邪，轻则伤寒感冒，重则直中肾脏。所以，肾保健的第一条就是注意寒邪的侵袭。具体讲，要注意保暖，要知道人体的"卫气（即卫外之气）"是以肾气为根本的。肾气足则卫气足，卫气足则不易感受寒邪。另外，睡眠的时候，"卫气行于里"，人体卫外功能最差，所以一旦睡着，即须多加被服，以免感受寒邪。此外，空调冷气的使用要特别注意，尤其是中老年人，严格地讲，现代使用的冷气，还不能完全等同于自然界的"寒邪"，应当属于"虚邪贼风"之列，伤人最重，所以中老年使用空调时，第一，不能"直吹";第二,无论多炎热的天气睡眠时都应将"冷气"关上,以免伤及人体;第三,性生活时,不仅冷气不可直吹,而且温度不宜太低。中医认为脚部是御寒的重点,因为肾经起于足底,所以养肾还要保护好自己的双脚,时刻让自己的双脚保持温暖,不要光脚行走。足部保暖除选择宽松、柔软、保暖性能好的鞋袜之外,易出脚汗者,还要在鞋内放上吸湿性较好的鞋垫。双足的表面温度宜维持在28℃~30℃最为舒适。每天晚上睡前泡泡脚是养肾的一个非常好的习惯,每天晚上泡泡脚不仅能够放松全身,而且能够感觉到一股暖气顺着脚部蔓延至全身,不仅能养肾,而且还能有利于睡眠。也可在水中加入艾蒿、老姜、肉桂等中药材,祛湿除寒。泡完脚后可以按揉脚底涌泉穴,按摩涌泉穴可起到养肾之功效。

二、注意饮食调养

饮食是肾脏养生的重要内容,是指正确地调节饮食结构,以便合理地汲取营养,补充肾中精气,增进健康、强壮身体、预防疾病,达到延年益寿的目的。饮食调养应注意五个方面:一是饮食清洁,二是饥饱有常,三是饮食偏嗜,四是过寒过热,五是过度烟酒等。随着社会的进步,物质生活的丰富,营养缺乏的情况已经大为减少,营养过度的问题显得突出。肥胖人群日渐增多,糖尿病、高血压、高脂血症、高尿酸血症等发病率大幅度增高,这些都直接或间接地影响到肾脏,出现肾脏疾病。所以日常生活需要做到:

(1)清淡饮食,荤素搭配,粗细结合。首先,注意控制脂肪和胆固醇的摄入,一般脂肪的供给量不超过进食总量的20%,进食的脂肪应以不饱和脂肪酸为主。其次,需要摄入充足且适量的蛋白质。食物中的蛋白质对人体正常代谢具有十分重要的意义。这里还要指出一点,有些疾病,如慢性肾衰时,应限制蛋白的摄入,并根据患者情况定出每日摄入蛋白的总量,但有的患者以为索性一点蛋白也不摄入，是不是对肾脏有好处，实际是非常错误的，结果就造成"负氮平衡"，营养不良，体质极度虚弱，不利于健康的恢复。再者，要注意控制高嘌呤饮食的摄入。血清尿酸含量与食物内嘌呤含量成正比，高嘌呤食物对体内尿酸浓度有显著影响，而高尿酸血症则是导致痛风及肾病的重要原因。

（2）控制盐的摄入。钠的代谢是人体代谢中的重要内容，但饮食过咸，会使钠离子在人体内积累过剩，引起血管收缩，致使血压升高，造成脑血管障碍。中老年人食欲降低，往往将食物调咸以增加食欲，这是不恰当的。世界卫生组织建议每人每天食盐用量一般不应超过 6 克，肾病患者要求每人每天不超过 3 克为宜。

（3）适量饮水。水是我们常说饮食中"饮"的主要部分。水是人体原生质重要组成部分，水占人体总量的大部分，人的体重约 60% 是体液。人体新陈代谢中绝大部分生化反应是以水为媒介的，许多营养是水溶性的，只有溶解在水中才能发挥其生理功能。水又是代谢作用的产物之一，水有利于人体热量散发与保持体温，使人体能够适应寒冷的气候和酷热的天气，能够从事大运动量的活动。水还是人体各器官组织之间的润滑剂，可减少运动时摩擦对身体造成的伤害。由此可见，水对人体的生理作用是极其重要的，是不可缺少的物质。平时要注意多饮水，多排尿，以促进人体新陈代谢，起到保护肾脏乃至人体的作用。一般讲，一天一个人至少要饮 2000~3000 毫升水，当然，肾脏出现疾病时其饮水量如何掌握，则需要视情况而定了。同时，坚决避免以饮料代替白开水。

三、注意适当运动

"生命在于运动""运动有利健康"是人们经常说的两句话，但如果说到肾的保健，则应当是"适当地运动"。适当地运动可减缓人体内分泌衰退过程，另外，适当运动对人体呼吸系统、消化系统、运动系统、神经系统等都有益。当然，适当地运动不可"太过与不及"，不运动不行、过量也不行，每个人要根据自己的身体条件、环境条件、生活条件等，采取适合自己的运动方式。"运动不足"时，会导致体内的代谢紊乱。如持续强烈运动会使尿量明显减少，甚至会出现"运动性蛋白尿"。可以选择如散步、打太极拳、练八段锦等。锻炼时间应以早晨及傍晚为宜，避免在中午或阳光强烈时锻炼。

四、注意精神调养

精神调养是养肾益肾的重要环节。中医经常将人的精神、情绪变化概括为"七情"，即指人的喜、怒、忧、思、悲、恐、惊七种情志变化，是人对客观事物的本能反应和表现，一般属于正常的生理反应。中医学认为，人体的情志活动，是以脏腑中的气血阴阳精气为物质基础的，具体地说，七情与五脏有着直接的、密切的关系，《素问·天元纪大论篇》中说"人有五脏化五气，以生喜怒思忧恐"，具体地说："肝在志为怒，心在志为喜，脾在志为思，肺在志为忧，肾在志为恐。"本来，正常的七情，并不致病，但突然的、强烈的，或长期持久的情志刺激，则会超出一个人能适应的能力或耐受程度，导致脏腑经络的功能紊乱，气血运行失常，从而使人体阴阳失去平衡协调。尽管中医学有"怒伤肝，喜伤心，思伤脾，忧伤肺，恐伤肾"的"五志伤五脏"的说法，但历代医家大都认为"五志过度皆可伤肾"，也就是说，无论哪一种情志的太过，均可影响人体体内气机升降、血运畅通和肾中精气的旺盛，从而使肾脏致病。所以保持情绪的平和，注意精神的调养，是肾的保健、养生、防病，乃至长寿的重要一环。闲下来时，最好听听音乐、练书法、阅读等以愉悦心情，促进健康。

五、注意睡眠的养生调养

睡眠是养肾、保肾的重要内容，人的一生中有 1/3 的时间是在睡眠中度过，古人有："眠食二者为养生之要务""能眠者，能食、能长生"的说法，睡眠能使身体消除疲劳，恢复体力，使肾精保持充足，使身脑得到充分的休息。早在《黄帝内经》里就有对睡眠养生的描述。春夏之时，晚睡早起；秋季早睡早起；冬季早睡晚起。而不是一味地"夕寐宵兴"。中医学认为"天人合一"，也称"天人相应"，就是说"人与自然是一个统一的整体，自然环境处处影响着人的生理、病理及治疗、养生保健等，人也应该时时处处地适应、配合这种不断变化的自然环境"，只有这样，才能做到"天人相应""天人合一"。睡眠也是这样，中午的时候（午时指中午 11 点至下午 1 点），外界阳气最盛，"午时睡眠可养肾阳"；夜半子时（子时指夜半 11 点至凌晨 1 点）外界阴气最盛，"子时睡眠可养肾阴"，"午时不睡伤其（肾）阳，子时不寐耗其（肾）阴；伤其阳者嗜眠，耗其阴者失眠"，也就是说，中午不睡午觉则伤肾阳，肾阳伤则下午易嗜睡、困乏；夜半不睡则伤肾阴，肾阴伤则过了半夜 1 点后难入睡，所以睡"子午觉"，实是养肾阴，补肾阳的重要方法，老年人更应该如此。经常熬夜就会损耗肾精，从而出现精神不振、黑眼圈等症状。所以，一定要保证充足睡眠并且应顺应四时的变化。

六、注意性生活的适度

医学上常说的"房事不节"，系指性生活的过度，包括次数频繁、每次时间过长、早婚或手淫过多等。房事不节则使肾中精气受伤、亏损，人体正气损伤，则百病丛生。《景岳全书·论虚损病源》中说："色欲过度者，多成劳损"，"精强神亦强，神强必多寿；精虚气亦虚，气虚必多夭"，"设禀赋本薄，且恣情纵欲，再伐后天，则必成虚损"，由此可见，房劳过度，损伤肾精，阴虚及阳，阴阳两虚，必然出现腰膝酸软、头晕耳鸣、两目干涩、神疲乏力、健忘失眠、梦遗滑精、阳痿早泄、性欲减退、男子不育，或女子白淫、闭经、崩漏、女子不孕等。至于性生活到底以多少日一次为正常，应随不同年龄、不同体质而有所区别，如30岁阶段的年轻人，一周可3次，40岁阶段一周两次，50岁阶段一周一次，60岁阶段半月至一月一次，70岁岁以上随个人情况而定，原则上以第二天自我感觉为准，如果第二天仍感疲乏、体力不支，尚未恢复的人，即系为"过度"了，反之则属"正常"的表现。

七、避免滥用药物

肾脏是机体代谢并排出代谢废物、化学物质及各种药物的重要器官，由此也就成为这些物质导致损伤的主要靶器官。古语有云"是药三分毒"，任何滥用药物，不合理用药，都会损伤肾功能。因此，对于一些来历不明的药品、保健品要坚决避免使用。对于必须应用的药物如抗生素、解热镇痛药、造影剂等要在医师评估指导下应用，一些慢性病如高血压、糖尿病用药应在医师指导下应用。

八、注意定期体检，切忌有病乱投医

定期体检是肾保健，以至整个人体保健的重要内容，当前，随着社会的进步，人们生活水平的提高，体检已经成为人们日常生活的重要组成部分。对于没有特殊情况的患者，一年一体检，应当成为惯例。体检的目的是了解自己的身体，提前发现疾病，以便及时采取措施。我们知道不少疾病早期很长一段时间是很隐匿的，没有临床表现，一旦发现常为时已晚，只有通过早期体检才能早些发现。早发现、早治疗就能改善症状，延长生命。所以有效的、有针对性的体检是非常重要的。一旦发现问题，一定要去有一定医疗条件的医院进行正规治疗，不要轻信广告和传说。

肾不舒服了，就会以自身的各种表现告诉我们，比如白发、脱发、健忘、失眠、多梦、耳聋、耳鸣、乏力、浮肿、腰酸、牙齿松动、面色萎黄或黧黑、泡沫尿、尿的颜色改变、胃口不佳等，这些信号都在提醒，你的肾出了问题。我们要认真倾听由我们身体发出的声音，以便及时保养调理，早发现、早治疗。中医治疗肾病，重在调动自身的机能，即注重扶助正气，补肾之虚，恢复肾的气化功能！

谈谈围绝经期（更年期）保健与治疗

寇绍杰，中医情志病专家，二级主任医师，教授，中国优秀精神科医师提名奖获得者，中国中医药研究促进会精神卫生分会会长，擅长中西医结合情志病。

围绝经期综合征又称更年期综合征（MPS），是指妇女绝经前后出现性激素波动或减少所致的一系列以自主神经系统功能紊乱为主，伴有神经心理症状的一组症候群。绝经可分为自然绝经和人工绝经两种。自然绝经指卵巢内卵泡用尽，或剩余的卵泡对促性腺激素丧失了反应，卵泡不再发育和分泌雌激素，不能刺激子宫内膜生长，导致绝经。人工绝经是指手术切除双侧卵巢或用其他方法停止卵巢功能。

女性全身有 400 多种性激素受体，分布在几乎女性全身所有的组织和器官，接受性激素的控制和支配，一旦雌激素减少，就会引发器官和组织的退行性变化，出现一系列的症状。

一、发病机理

1. 神经递质

下丘脑神经递质阿片肽（EOP）、肾上腺素（NE）、多巴胺（DA）等与潮热的发生有明显的相关性。5– 羟色胺（5-HT）对内分泌、心血管、情感和性生活等均有调节作用。

2. 遗传因素

孪生姐妹围绝经期综合征开始时间完全相同，症状和持续时间也极相近。个体人格特征、神经类型、文化水平、职业、社会关系、家庭背景等与围绝经期综合征发病及症状严重程度有关。提示本病的发生可能与高级神经活动有关。

二、症状表现

1. 月经改变

月经周期改变是围绝经期出现最早的临床症状，分为 3 种类型：

（1）月经周期延长，经量减少，最后绝经。

（2）月经周期不规则，经期延长，经量增多，甚至大出血或出血淋漓不断，然后逐渐减少而停止。

（3）月经突然停止，较少见。由于卵巢无排卵，雌激素水平波动，易发生子宫内膜癌。对于异常出血者，应行诊断性刮宫，排除恶变。

2. 血管舒缩症状

围绝经期综合征中最典型的症状是烘热、出汗。多发生于 45~55 岁，在我国，50%的女性可出现轻重不等的症状，欧美国家女性发生率在80%。有人在绝经过渡期症状已开始出现，持续到绝经后2~3年，少数人可持续到绝经后 5~10 年症状才有所减轻或消失。潮热起自前胸，涌向头颈部，然后波及全身，少数妇女仅局限在头、颈和乳房。在潮红的区域，患者感到灼热，皮肤发红，紧接着爆发性出汗。持续数秒至数分钟不等，发作频率每天数次至 30~50 次。夜间或应激状态易促发。人工绝经者往往在手术后 2 周即可出现围绝经期综合征，术后 2 个月达高峰，可持续 2 年以上。

3. 其他表现

如失眠、烦躁、抑郁、焦虑、心悸、疼痛等。皮肤色素沉着，皮肤皱纹增加和衰老。性功能的改变：性欲降低，性交痛和性高潮缺乏等等。

三、诊断与治疗

出现更年期反应后，应到医院进行检查诊断，检查的目的主要是排除一些其他的妇科疾病。

目前主要的治疗方法有：

1. 心理治疗与自我保健

心理治疗是围绝经期综合征治疗的重要组成部分，可辅助使用自主神经功能调节药物，如谷维素、地西泮（安定）有助于调节自主神经功能。还可以服用维生素 B_6、复合维生素 B、维生素 E 及维生素 A 等。给患者精神鼓励，解除疑虑，建立信心，促使健康的恢复，建议患者采取以下措施延缓心理衰老。

（1）科学地安排生活。保持生活规律化，坚持力所能及的体育锻炼，少食动物脂肪，多吃蔬菜水果，避免饮食无节，忌烟酒。为预防骨质疏松，围绝经期和绝经后妇女应坚持体育锻炼，增加日晒时间，摄入足量蛋白质和含钙食物。

（2）坚持力所能及的体力劳动和脑力劳动。坚持劳动可以防止肌肉、组织、关节发生"失用性萎缩"现象。不间断地学习和思考，学习科学文化新知识，使心胸开阔，防止大脑发生"失用性萎缩"。

（3）充实生活内容。如旅游、烹饪、种花、编织、跳舞等，以获得集体生活的友爱，精神上有所寄托。

（4）注意性格的陶冶。更年期易出现急躁、焦虑、抑郁、好激动等情绪，要善于克制，并培养开朗、乐观的性格，善用宽容和忍耐对待不称心的人和事，以保持心情舒畅及心理、精神上的平静状态，有利于顺利渡过围绝经期。

2. 激素替代疗法（HRT）

围绝经期综合征主要是卵巢功能衰退，雌激素减少引起，HRT是为解决这一问题而采取的临床医疗措施，通过科学、合理、规范的用药并定期监测，HRT的有益作用将超过其潜在的害处。

3. 防治骨质疏松

可选用钙剂、维生素D、降钙素、双磷酸盐类药物服用。

4. 中医中药治疗

《素问·上古天真大论篇》："女子七岁，肾气盛，齿更发长；二七而天癸至，任脉通，太冲脉盛，月事以时下，故有子；三七肾气平均，故真牙生而长极；四七……五七……六七……七七，任脉虚，太冲脉衰少，天癸竭，地道不通，故形坏而无子。"

所以中医很早就认识到女性月经来潮及盈亏由物质"天癸"决定，女性到50岁左右"天癸"衰竭，月经开始减少或绝经。《黄帝内经太素》："天癸，精气也。"，肾之精气包括肾阴与肾阳，根据这一理论，更年期综合征属于肾精衰少，阴阳俱虚且失衡，冲任失调导致。

依据这一原则，中医治疗更年期诸症应以温阳补肾、滋阴养肾并重，兼调理冲任为基本原则。应用中药治疗不但能迅速减轻、消除烘热出汗症状，还具有提高体力精力、增强肌肤弹性、改善睡眠等效果。

纯中药调控好自己血压的
"五个必须"

熊冠宇，针灸、高血压专家，主任医师。中国针灸协会临床分会委员，获得部级科技进步二等奖两项。

大家都知道患高血压，如果控制血压不达标，会产生心、脑、肾的损害，派生出很多疾病，给患者造成严重的身心伤害，很多情况下需要长期或终身服药，但长期服用西药会产生很多副作用，例如绝大部分降压药都有勃起功能障碍的影响等，所以，绿色降压成为我们的首选，经国内众多专家近40余年的研究，中药治疗高血压给我们提供了新的治疗途径。

一、必须了解清楚纯中药绿色治疗高血压的概念

人有九种体质，对药物反应程度是有区别的，只有用对药，适合你体质用药，才能达到两个结果：一是疗效达标，二是副作用最

小化，我们现代医学讲究的个体化治疗就是这个概念。但是如果长期服用一些降压药，即使我们选择了这些副作用相对来说比较小的药，但长期药物副作用的叠加作用仍不容小觑，比如鼻塞、大便次数增多、腹泻、胃酸分泌增加、溃疡病、恶心、足部水肿、牙龈增生、皮疹、阳痿、麻木、多毛症、胃肠胀气、失眠、造血机能障碍、口干、便秘、消化不良、视力模糊、尿潴留等等的副作用就会出现。要想最大限度地避免这种现象的发生，纯中药治疗高血压给我们提供了一个很好的绿色路径。那么中药就没有副作用了吗？回答是有些药物也是有的，但中医治病还有一个"药食同源"的概念，长期服用的药物必须像食物一样，经得起考验，做到对身体没有伤害，这就是我们给大家提出的绿色的概念。那么用中医降压可信吗？

二、必须了解纯中药治疗高血压的科学来源

事实上，从20世纪80年代到现在，无数专家学者一直都在潜心研究中医在治疗高血压中的作用。已经取得了显著的成果。例如：

（1）对单个中药的研究：能降压的单味中药，具有扩血管作用而降压的药物有防己、黄芩、钩藤、益母草、赤芍、罗布麻叶；具有利尿作用而降压的药物：防己、杜仲、桑寄生、泽泻、茯苓、扁蓄、茵陈蒿、龙胆草；具有中枢降压作用的药物：远志、酸枣仁、五味子、柏子仁；具有钙离子阻滞作用而降压的药物：防己、川芎、当归、赤芍、红花、三棱、丹参、前胡、肉桂、五味子、白芷、羌活、独活、葶苈子、桑白皮、海金沙；具有 β 受体阻滞作用而降压的药物：葛根、佛手、淫羊藿。

（2）传统方剂及中成药：经大量临床实践，证明只要辨证得当，临床疗效确切。如天麻钩藤饮、二仙汤、六味汤、长生降压

液、磁石五草汤、芩连温胆汤、黄连解毒汤、清脑降压汤、复方七芍降压汤、珍菊降压片、水蛭土元粉剂、杜仲降压片、松龄血脉康、参麦注射液、脑立清等。

（3）中医的络脉学说与现代高血压的致病机理学说同出一源。中医治疗高血压的理念来源于络学理论，络脉是保障脏腑气血灌注、通畅气血津液输布的枢纽，是维持机体内稳态的重要组成。我们所说的十五大络以及网络周身的浮络、孙络正是起到了温养濡润全身的作用。如果络脉痹阻，气血津液就会运行不畅，痰瘀浊毒在体内累积停留，不能通过络脉的渗注而排出体外，其蕴结的结果就会产生高血压，如经久不愈，其发展常常累及心、脑、肾、眼底等器官，这些器官血液丰富，正是络脉汇聚之处。病久血瘀津液互结互病，毒损心络，加重病情，就会变症丛生。这些理论使我们在临床实践中能更好地把握住方向。

所以，中药治疗高血压，从机理到实践都有了质的突破，是科学可信的。

三、必须了解影响高血压的致病因素

众所周知，高血压可分为原发性高血压和继发性高血压，继发性高血压是其他疾病的症状表现，病因明确而具体，但原发性高血压的原因不明。但是，仍有一些已知的因素有可能是导致血压升高的原因：

（1）职业原因：一般从事脑力劳动和紧张工作的人群的高血压患病率较体力劳动者高。

（2）饮食原因：摄入过量钠盐、大量饮酒、长期喝浓咖啡、膳食中缺少钙、饮食中饱和脂肪酸过多、不饱和脂肪酸与饱和脂肪酸比值降低等饮食习惯都可促使血压增高。

（3）吸烟原因：烟草中烟碱和微量元素镉含量较高，吸入过多的烟碱和镉可导致血压升高。

（4）地区差异：我国北方地区人群收缩压平均数比南方地区高。

（5）精神心理因素：精神紧张、不良的精神刺激、文化素质、经济条件、噪音、性格等均可能影响血压水平。

（6）肥胖原因：肥胖者高血压患病率是体重正常者的2~6倍。高血压、肥胖、胰岛素抵抗、高胰岛素血症、高甘油三酯血症和低的高密度脂蛋白胆固醇血症往往合并存在。

（7）遗传因素：高血压与遗传有一定关系，多数学者认为高血压属多基因遗传。

四、必须了解纯中药治疗高血压的辨证分型

高血压的中医治疗主要是根据高血压的辨证分型来进行对症治疗。高血压作为临床常见病、多发病，根据其临床表现，中医将其分别归入头痛、眩晕等范畴。中医认为，血压的病因为风、火、痰、瘀、虚等。根据病症表现不同和发病特点不同，确定不同高血压的中医疗法，中医把高血压分为肝阳上亢、肝肾阴虚、痰湿内阻、瘀血内停、阴阳两虚五种证型，分别包含不同的临床症状，采取不同的方药按阶段分而治之或兼而治之。中医降压还有一个急标缓本的概念，标就是迅速改善高血压症状，消除头痛眩晕症状，本就是降压达标。经多年临床验证，中药的疗效及达标率＞70%。

五、必须了解纯中药调控好自己血压的"五个抓手"

1. 一定要对照标准值，树立降压达标的概念

首先，要认清自己应该达到的控制目标，一定要全面考虑个人因素，最好找一个身边的监督人，及时提醒自己，再和一

位你信任的大夫交上朋友，因为只有医患双方的共同努力，才是科学降压的正确路径。参考标值：老年人：<140/90mmHg，糖尿病患者：<130/80mmHg，肾病患者：<125/75mmHg，年轻人：<130/80mmHg。目标确定以后，就要谨遵医嘱，按时服药，中药的剂型有很多，有汤剂、水丸、蜜丸、茶饮等等，医生会根据患者个体的情况，选择不同的剂型和服用方法，纯中药绿色降压是一个长期的过程，务必持之以恒。

2. 吃什么，少吃什么很重要

（1）饮食对于高血压的重要性：民以食为天，合理的膳食可以使你不胖也不瘦，胆固醇不高也不低。

（2）高血压患者的饮食宜忌：

①碳水化合物食品。适宜的食品如米饭、粥、面类、葛粉、芋类、软豆类。应忌的食品如番薯（产生腹胀气的食物）、干豆类、味浓的饼干类。

②蛋白质食品。适宜的食品如牛肉、猪瘦肉、白肉鱼、蛋、牛奶、奶制品（鲜奶油、酵母乳、冰淇淋、乳酪）、大豆制品（豆腐、纳豆、黄豆粉、油豆腐）。应忌的食物如脂肪多的食品（牛、猪的五花肉、排骨肉、鲸鱼、鲱鱼、金枪鱼等）、加工品（香肠）。

③脂肪类食品。适宜的食品如植物油、少量奶油、沙拉酱。应忌的食品如动物油、生猪油、熏肉、油浸沙丁鱼。

④维生素、矿物质食品。适宜的食品如蔬菜类（菠菜、白菜、胡萝卜、番茄、百合根、南瓜、茄子、黄瓜），水果类（苹果、橘子、梨、葡萄、西瓜），海藻类、菌类宜煮熟才吃。应忌的食物如纤维硬的蔬菜（牛蒡、竹笋），刺激性强的蔬菜（香辛蔬菜、芫荽、芥菜、葱、芥菜）。

（3）高血压患者应注意的饮食习惯：

①首先要控制能量的摄入。提倡吃复合糖类如淀粉、玉米；少

吃葡萄糖、果糖及蔗糖，这类糖易引起血脂升高。

②限制脂肪的摄入。烹调时，选用植物油，可多吃海鱼，海鱼含有不饱和脂肪酸，能使胆固醇氧化，从而降低血浆胆固醇，还可延长血小板的凝聚，抑制血栓形成，防止中风，还含有较多的亚油酸，对增加微血管的弹性，防止血管破裂，防止高血压并发症有一定的作用。

③适量摄入蛋白质。高血压患者每日蛋白质的摄入量为每公斤体重 1 克为宜，每周吃 2~3 次鱼类蛋白质，可改善血管弹性和通透性，增加尿钠排出，从而降低血压。如高血压合并肾功能不全时，应限制蛋白质的摄入。

④多吃含钾、钙丰富而含钠低的食品如土豆、茄子、海带、莴笋；含钙高的食品如牛奶、酸牛奶、虾皮。少吃肉汤类，因为肉汤中含氮浸出物增加，能够促进体内尿酸增加，加重心、肝、肾脏的负担。

3. 运动对血压的影响很有作用

运动对高血压的重要性，有句话说："年轻时，用健康换取金钱；年老时，用运动换取健康。"运动除了可以促进血液循环，降低胆固醇的生成外，还能增强肌肉，避免骨骼与关节僵硬的发生。运动能增加食欲，促进肠胃蠕动，预防便秘，改善睡眠。养成运动的习惯，最好是做到有氧运动，才会有帮助。有氧运动同减肥一样可以降低血压，如散步、慢跑、太极拳、骑自行车和游泳都是有氧运动。

4. 要高度重视烟酒对控制血压的危害

吸烟会导致高血压。研究证明，吸一支烟后心率每分钟增加 5~20 次，收缩压增加 10~25mmHg。因为烟叶内含有尼古丁（烟碱）会兴奋中枢神经和交感神经，使心率加快，同时也促使肾上腺释放大量儿茶酚胺，使小动脉收缩，导致血压升高。尼古丁还会刺激血管内的化学感受器，反射性地引起血压升高。长期大量吸烟还会促进大动脉粥样硬化，小动脉内膜逐渐增厚，使整个血管逐渐硬化。

同时由于吸烟者血液中一氧化碳血红蛋白含量增多，从而降低了血液的含氧量，使动脉内膜缺氧，加速了动脉粥样硬化的形成。因此，无高血压的人戒烟可预防高血压的发生，有高血压的人更应戒烟。与吸烟相比，饮酒对身体的利弊就存在争议。不时出现各种报告，有的说饮少量酒有益，有的说有害，但可以肯定的一点是，大量饮酒肯定有害，高浓度的酒精会导致动脉硬化，加重高血压。

5. 不急不躁才是稳定血压的法宝

高血压患者的心理表现是紧张、易怒、情绪不稳，这些又都是使血压升高的诱因。患者可通过改变自己的行为方式，培养对自然环境和社会的良好适应能力。避免情绪激动及过度紧张、焦虑，遇事要冷静、沉着；当有较大的精神压力时应设法释放，向朋友、亲人倾诉或鼓励参加轻松愉快的业余活动，将精神倾注于音乐或寄情于花卉之中，使自己生活在最佳境界中，从而维持稳定的血压。

漫谈"十二时辰养生法"

闫镛，糖尿病专家，主任医师，享受国务院有突出贡献特殊津贴专家，任中国中药协会内分泌疾病药物研究专业委员会副主任委员等。擅长糖尿病及其急慢性并发症、甲状腺疾病、胃肠疾病等内科疑难杂病的治疗。

随着人们生活水平的提高，现代人越来越注重养生。中医认为：人是一个有机整体，人体经络气血的运行与自然界的日夜更迭是息息相关的。如果能够顺从自然界的变化规律来进行身体调养，往往会达到事半功倍的效果。

子午流注是人们对自然界运行规律的认识，中医认为人体的十二条经脉气血充盛与十二时辰盛衰规律是有序联系的，通过人体的五脏六腑与十二经脉相配的关系，能预测出某脏腑经络的气血在某个时辰的盛或衰，环环相扣，按照气血的盛或衰来进行治病养生，使治病养生都有了更强的针对性。一天中的 24 小时分布，从半夜子时（23 时）算起，分别为：子、丑、寅、卯、辰、巳、午、未、申、酉、戌、亥，与足少阳胆经、足厥阴肝经、手太阴肺经、手阳明大肠经、足阳明胃经、足太阴脾经、手少阴心经、手太阳小肠经、足太阳膀胱经、足少阴肾经、手厥阴心包经、手少阳三焦经十二经相对应。由于时辰在变，因而不同的经脉在不同的时辰也有兴有衰。遵循子午流注规律来养生，有益于保持阴阳平衡，气血畅通，五脏六腑调和，使身体更加轻盈，容颜美好，年轻富有活力。

一、子时（23 点至 1 点）：一阳初生，护胆养阳

人身之气机，俱从子时生发。子时气血流注于胆经，足少阳胆经当令，胆内少阳之气升发。睡眠是人体自我修复的过程，人体在睡眠状态下激素分泌旺盛。子时前入睡，胆汁新陈代谢，阳气生发，第二天精神焕发，没有黑眼圈，皮肤表面光泽细腻。反之，如果长期子时后入睡，胆汁无法推陈出新，阳气不升，阴气不降，气机升降失常，皮肤黯淡无光，缺乏神气，即使用昂贵的化妆品也是杯水车薪，无济于事。同时子时不睡，少阳之气不能生发，阴气无法收藏，胆气不足，就影响决断力，办事就会犹犹豫豫，不能对事物做出果断的决定。所谓："胆气虚则怯，气短，谋虑而不能决断。"就是说胆就像刚正果断而正直的官，能够决断。胆气不足，就会胆怯，做事优柔寡断。因此，要提高决断力必须子时入睡。

二、丑时（1点至3点）：深度睡眠，养肝排毒

子时是养睡眠和养胆的好时机，而丑时正是养肝明目的好时机。人体的肝脏就如同存贮血液的银行，需要随时存入，才不至于变成透支的账户。因此，丑时一定要睡眠，睡眠越深，肝脏藏血的功能越好。血能养肝，血足则肝体自柔，血虚则肝气有余，易引起阴虚火旺、急躁易怒之头晕、目眩等症。女人以肝为本，女人的一生，与肝经存在着密切的联系。每个月的"大失血"，让血总是处于亏损状态，血虚又会影响肝的功能，所以月经时女人会脾气大。女人的白带、怀孕、分娩、哺乳等都需要耗费大量的气血，女人的生理功能只有依赖雄厚的气血滋养才能完成，因此有"女子以血为主，以肝为养"之说。肝藏血，主疏泄，它像一个血库，血库充盈，肝的疏泄功能正常，则冲任二脉通畅，月经准时到来，妊娠、孕育及分娩等也得以顺利进行。如果血库告急，或者肝的疏泄功能不正常，以致冲任失调，会导致月经紊乱、白带异常等病症，严重还会导致不孕不育。而且女子性格多偏于内向，多愁善感，因此容易被七情所伤，导致气机瘀滞。气滞则血不行，脏腑失去气血的滋养，月经失调、痛经、不孕等各种妇科病也就接踵而来了。所以，对女人来说，肝脏更容易受伤，女人要保护好自己的肝脏。

三、寅时（3点至5点）：养护肺经，调配有度

寅时气血流注肺经，将肝经储存的新鲜血液输出，进行重新分配。肺在五脏中有"相傅"之称，相当于宰相，辅助"君主"——心。中医学认为，肺主一身之气，人体的气血都是靠气来推动的，"气非血不和，血非气不运"，气行则血行，气滞则血止，两者形影不离。因此中医有"肺朝百脉"，可助心行血的说法。寅时是阳气

的开端，气血由静变动，正是肺重新分配气血的时候，此时人体应该处于熟睡状态。如果此时某一器官没有得到休息的话，为了维持它的正常运行，肺在进行气血分配时就不得不多分配给它一些，这样就容易造成气血分配不均。所以，此时不仅要睡，而且要深度睡眠，保证气血的平均分配。睡好寅时觉的人面色红润有光泽，精神也特别饱满，就是因为气血得到充分分配的缘故。

四、卯时（5点到7点）：滋阴润肠，按时排便

卯时为大肠经所主。"卯"在甲骨文中，像被分开的两扇门，所以二月也被称为天门。天人相应，天门与地户相对，天门开了，地户自然也会开。从中医角度讲，地户就是"魄门"，也就是肛门。地户开就是肛门开，就是排便的意思。此时气血流注大肠经，大肠经气血最旺。大肠居腹中，上口接小肠，下端接肛门。饮食在小肠泌别清浊之后，清者即水谷精微等物质在脾的传输下布散周身，供养脏腑。剩下的垃圾就是糟粕，经过大肠时再进行最后一层过滤，将其中多余的水分吸收，然后排出体外。人往往都有一个习惯，就是起床后立即上厕所，这是人体机能的一种正常反应。此时没有"便感"，也不妨在马桶上坐坐，久而久之形成条件反射，每天到这一时间便有排便的欲望；也可以喝杯温开水或蜂蜜水，既可以润肠通便，又可以使体内的毒素溶解到水中。晨起排便可以排出毒素，减轻负担，大肠是体内的"排毒英雄"。

五、辰时（7点到9点）：营养早餐，温补养胃

辰时气血流注胃经。经过一个晚上的消化，胃已经全部排空，此时胃气正盛，胃经气血最旺，是胃发挥其"受纳和腐熟水谷"功能的时候，它迫切地需要食物进行工作，所以此时进食，就是配合

胃的工作，具有很好的养胃效果。如果此时不吃东西，胃就一直分泌胃酸，时间久了就会有胃溃疡、胃炎、十二指肠炎、胆囊炎等疾病。同时，不进食胃经气血就得不到及时补充，胃气不足，胃的功能就降低。如果长期保持不吃早餐的习惯，胃经气血就会更加衰弱，进一步损伤胃气，不能为全身其他各脏腑的生理活动提供所需要的足够能量，从而出现面色苍白、头晕乏力、失眠健忘等气血不足的症状。烟、酒、冷饮、肉食、辛辣刺激物等都会损伤或阻滞胃经气血，影响胃的生理功能。所以，早餐不仅要吃，而且要吃好，这样既能养护胃气，又能为身体补充能量，提供化生气血所需的原料。

六、巳时（9点至11点）：适当运动，健运脾气

巳时足太阴脾经当令，脾经旺。食物于辰时经过胃的消化之后，其精华要运输到全身各处，以供给身体所需，脾承担起了运输大队长的职责。脾为后天之本，气血生化之源。巳时脾经所主之时，也正是气血生成的最关键时刻。"脾主全身之肌肉"，"久坐伤肉"，伤肉就是伤脾。生活中我们常见这样一种人，能坐着绝不站着，能躺着绝不坐着。其实并不是他懒，而是脾虚。脾的运化功能弱，以致肌肉无力，总是感觉累。对于久坐族而言，由于肌肉得不到锻炼引起的脾虚状况比较常见，元气也更容易受到伤害。元气伤了，身体就会慢慢弱下来，白天上班也会经常感到没精神，四肢无力。

七、午时（11点至13点）：睡好午觉，安神养心

子时和午时是天地气机的转换点，人体也要注重这种天地之气的转换点，让身体顺应天地的气机变化。这两个时段睡觉有讲究。

半夜子时阴气最盛，阳气就像春天的树叶一样，刚刚发芽，因此要"卧"，要大睡，深度睡眠；午时阳气最盛，阴气初生，阴长阳消，要"寐"，即小憩，短则 15 分钟，长则 1 小时。午时心经所主，小憩可以调心养神、保护心脏，为忙碌了一个上午的心脏减压。古人把睡"子午觉"叫作"盗天地之生机"，可见其重要。

八、未时（13 点到 15 点）：充足营养，养护小肠

未时代表人体的小肠，小肠是主吸收的，它的功能是吸收被脾胃腐熟后的食物精华，然后把它分配给各个脏器。如果午饭吃得好，饮食的营养价值高，而且吸收也好的话，人的气色一般都会很好。如果吸收不好的话，就会在人体形成垃圾，从而影响到身体的健康。故午饭要吃好，以备此时的吸收。此时或午睡，或练气功，或邀友弈棋最佳。

九、申时（15 点至 17 点）：饮水排尿，动汗为妙

申时又称哺时，膀胱经所主。申时属猴，猴子是最聪明、最活跃的动物之一，对于人体而言，此时是除了早晨之外，工作学习效率最高的时段，也是最适合活动锻炼的时刻。申时又称夕食，是古人吃晚饭的时间，气血足，阳气旺，上下通达，循行通畅，人体自然精力旺盛，活跃舒张。此时又是利用膀胱经的气血力量补益强身、治疗疾病的黄金时机。膀胱功能失调，会出现尿痛、排尿不畅，甚则癃闭的病症，最后就会导致毒物蓄积，危及全身脏腑功能。所以申时最宜多喝水，以利于排尿，并随之排出体内毒素。喝水应以白开水为主，淡茶也行。申时活动要掌握"度"，即"动汗为贵"，意思是说活动到全身微微出汗是最好的状态，能够达到运动的目的。当一个人长期不出汗的时候，就会"中毒"，因为血液

里的很多毒素废物不能全部通过大小便排出去，必须依靠出汗来排泄。不出汗不好，但出汗过多也不好。汗血同源，汗为心之液，出汗过多会耗血伤津；出汗是阳气蒸腾气化人体津液的结果，大汗淋漓会耗损人体阳气，严重时会造成大汗亡阳的危症。

十、酉时（17点至19点）：休息调养，保肾藏精

酉时血流注于足少阴肾经，肾经旺，人体经过申时泻火排毒，肾在酉时进入贮藏精华的阶段。肾主藏精，有利于储藏一日的脏腑之精华。人以五脏为本，而肾为五脏之根。肾所藏之精气为生命的基础，在人的生、长、壮、老过程中起主导作用。人活着每天都要有创造和消耗，消耗最厉害的实际上就是肾精的外泄。当你的身体好时，房事也是可以激发生机的，当身体状况不好的时候，房事就会损耗你的身体。因咸入肾，此时肾经已经旺盛，切忌再吃太咸的食物，以免伤肾，因此晚饭以清淡为宜。晚餐宜清淡、宜少吃，晚饭后可在庭院散步、观落霞、听鸟鸣。

十一、戌时（19点至21点）：静心养神，保护心包

戌时是经络气血流注心包经的时候，心包经是心包所属的经络，心包是心脏的"保镖"是气血通行之道，是心脏的守护神，所以此时是调养心包、保护心脏的最佳时间。《灵枢·邪客》中讲："诸邪之在于心者，皆在于心之包络。"心是君主之官，邪不能犯，外邪侵袭于心的时候，首先会侵犯心包。如果邪侵心包，之后治疗不及时、不得当，导致其继续深入，伤及心脏，那就是很严重的心脏疾病。所以戌时休养的主要目的就是为了保护和调养心脏。心主喜，此时应保持心情舒畅，看书、听音乐、散步，放松心情，释放压力，创造安然入眠的好条件。最好不要剧烈运动，否则容易失眠。

十二、亥时（21点到23点）：按时睡眠，养阴育阳

亥时为三焦经当令。三焦具有通行诸气，畅通百脉的作用。人在此时睡眠，百脉可得到最好的休养生息，对身体健康十分有益。亥时阴气更重，阳气更弱，气机下降，此时入睡不仅能让身体得到很好的休息和调养，有利于孕育新的生命力量，促进阳气的生发，还是养阴的至要之法。所以，亥时要按时睡眠，以达到养阴育阳的目的。这时可以先用温热水泡脚半小时，以全身微微出汗为度，能畅通上中下三焦的气机，使劳累了一天的身体得到充分的放松，有利于睡眠。

总之，人体要随着十二时辰盛衰开阖而变化，把握养生的规律，才能提高和改善体质，达到祛病强身的效果。

长寿在天更在人

张彩凤，健康科普专家，国家级科普巡讲专家，全国百名健康信使。全国健康管理专业委员会委员、中国医促会健康旅游分会常务理事兼副秘书长。

寿命是指人类生命周期的最大长度。反映寿命长短的指标常用平均预期寿命指标。预期寿命是衡量人口素质的重要指标之一。

人的寿命究竟有多长？这个极具吸引力的问题一直困扰着人们。有研究表明，人的寿命相当于一个人生长发育期的5~6倍左右，这一长度大概在100~150岁，平均120岁左右。寿命的长短

受多种因素影响。先天禀赋的强弱、后天的营养、居住状况、生活方式、社会制度、经济状况、医疗卫生条件等等都会对人类的寿命产生影响。准确地估算出一个确定的寿命上限是不具备科学依据的。如今，人类寿命的长短正发生着改变，在生理学上寿命已经不再是一个固定的常数，但是它是否还能无限地延伸下去还有待科学研究。

《论语》中关于"富贵在天，生死有命"的说法其实并不完全正确，命运是自己的，只有把命运掌握在自己手中才能拥有健康，进而创造出更多的财富，即所谓的"谋事在天，成事在人"。"生老病死"和"寿命长短"是人们经常探讨的话题。究竟要活到多少岁才能称之为"寿星"，这在古代并无定论。在人生七十古来稀的时代，70岁就算寿星，当今世界寿星的标准已变为90岁。世界卫生组织明确指出，只有活到90岁以上才能称为长寿老人。那么，就个体而言，人的寿命究竟在天还是在人呢？

先天的遗传因素的的确确与寿命密切相关，古今中外，长寿世家屡见不鲜。但除了先天因素之外，后天的饮食、情绪、运动等，也与寿命密切相关。只要善于顺应自然调摄保养，同样可以延年益寿。曹操说得好："盈缩之期，不但在天；养怡之福，可得永年。"事实也是这样，不少长寿老人并无长寿的长辈，也就是说，家族并没有明显的长寿基因，由于调摄得当，仍可享高寿；而一些"长寿世家"的子孙，由于违背养生之道，仍然也有很多早亡的例子。由此可知，人的寿夭，不仅在天，尤其在人。正如唐代医家孙思邈所说："寿夭休言命，修行在本人。"当然，寿命的长短还与社会环境密切相关。社会的经济、文化、医药卫生对人的寿命都有重大影响。随着社会的发展，经济的发达，生活的改善，医药的进步，人类的寿命也在逐渐延长。事实证明，人的寿命虽然与先天遗传、环境气候、社会因素、医疗条件密切相关，但关键还在于个体是否切实遵循养生之道。

广西巴马素有"长寿之乡"之美誉，有专家研究，虽然长寿与遗传基因有一定的关系，在大多数长寿家族都能找到前辈长寿代表，巴马的百岁家族就很多，百岁父女、母子，百岁兄弟、姐妹并不稀奇，但是，并不是有了长寿基因就能长寿，后天的养生才是更为重要的。

世界卫生组织经过调查研究明确指出：一个人的寿命长短，遗传因素只占15％，环境气候、社会因素和医疗条件也只占25％，而个人的身心卫生、生活方式却占60％。所以，我们强调健康长寿的金钥匙就在我们自己的手中，概言之："长寿在天更在人。"

那么，如何养生才能够实现长寿目标呢？请遵循以下原则。

一、心胸开阔，乐观豁达

百病生于气，气顺则百病消。《黄帝内经》曰：百病生于气也。"气"就是指情志。又有"怒则气上，喜则气缓，悲则气消，恐则气下，寒则气收，炅（jiǒng，即热）则气泄，惊则气乱，劳则气耗，思则气结"和"怒伤肝，喜伤心，思伤脾，悲伤肺，恐伤肾"之说。道尽了人所有疾病的发生皆与情志有关。人有喜、怒、忧、思、悲、恐、惊七情，正常情况下七情都能和睦相处，各司其职，一旦太过，则会出现气机失调，人的身体就会出现疾病。因此，不管处于顺境逆境，都要调整好心态，保持情志畅达，乐观平和的心态，方能拥有健康。

二、饮食有节，起居有常

"法于阴阳，和于术数，食饮有节，起居有常，不妄作劳，故能形与神俱，而尽终其天年，度百岁乃去。"这是中医典籍《黄帝内经》的经典养生法则。这段话告诉我们关于养生的三个基本要素：一是遵守自然规律，二是饮食要有节制，三是起居要有规律。顺应四时变化，根据不同季节的气候特点，调整饮食、起居及情志，使人体与自然和谐共处，才能够健康长寿。

《素问·四气调神大论篇》强调了人与自然的和谐统一，有"春三月，夜卧早起；夏三月，夜卧早起；秋三月，早卧早起；冬三月，早卧晚起"之说；同时提出"五谷为养，五果为助，五畜为益，五菜为充，气味合而服之，以补精益气""安生之本，必资于食；不知食宜，不足以存生也"的饮食原则，告诫人们生活起居养生要顺应自然，遵循规则，才能使人体元气充盈，身体健康。

三、动静有度，不妄作劳

《黄帝内经》中虽早就有了"引导术"的记载，但是，更讲究劳逸结合，动静有度，"不妄作劳……而尽终其天年"。如《素问·举痛论篇》云："劳则喘息汗出，内外皆越，故气耗矣。"无论是"持重远行"，还是"摇体劳苦"，都会大量出汗，津液耗散，气随津耗，而耗气伤津。《素问·宣明五气篇》说"久视伤血，久卧伤气，久坐伤肉，久立伤骨，久行伤筋"，提示人们切勿劳逸失度。

因此，人体运动须有常有节，动静结合，形劳不倦，方能有益于健康。正如《素问·上古天真论篇》所云："知其道者，法于阴阳，和于术数，饮食有节，起居有常，不妄作劳，故能形与神俱，而尽终其天年，度百岁乃去。"

四、适时进补，元气充盈

中医理论也认为，元气是维持生命的根本动力，父母给孩子的先天元气虽然对寿命有所影响，但真正要想长寿，还在于后天对元气的维护。适当进补主要是为了让人体元气充盈，维持机体阴阳平衡。阴阳平衡包括脏腑平衡、气血平衡、寒热平衡。元气盛，阴阳平衡，则人健康、有神；元气衰，阴阳失衡，人就会患病、早衰，甚至死亡。因此，要根据时令变化和自身体质在医生指导下适当进补，对维护人体阴阳平衡、促进健康至关重要。

五、戒烟限酒，力避诸害

抽烟的危害人尽皆知，百害而无一利；适量饮酒有益健康，多饮则伤身。因此戒烟限酒作为维护健康的第三大基石，就要求我们不抽烟，社交场合需要饮酒时，以自己的身体为重，量力而行。同时，要不断增强安全防范意识，远离一切致病因素，包括环境污染、工业毒气、交通事故、自然灾害、虫兽伤害，以及各种传染病等致病因素。

肝硬化养护三法

刘静生，肝病专家，主任医师，任中华中医药学会肝胆病和脾胃病常委，河南省学术技术带头人，河南省中医药学会肝胆病专业委员会常委，开封市中医药学会肝胆脾胃病专业委员会副主任委员。

祖国医学认为，肝像人体之中的"将军"，性情刚强躁急，又主藏血，又有"人卧而血归于肝"的说法，肝硬化患者在日常养护过程中，更应该注重情志、饮食、运动等方面问题。笔者结合临床多年经验，总结出肝硬化养护三法。

一、调畅情绪，心态平和

怒伤肝，此为第一大忌。肝硬化患者烦躁易怒、暴怒的情绪变化，会刺激机体发生应激反应，使人体内分泌系统发生改变。被激怒时会引起肾上腺素分泌，刺激肝细胞，使肝细胞愈加受损。长期抑郁思虑、悲伤等情绪均可导致肝气郁结，气滞则血瘀，致生瘀积、肿块（肝硬化）；气滞而疏泄不利，则津液不布，水道不输，致生臌胀（腹水）等，皆使病情加重。很多肝硬化患者患有不同程度的食管－胃底静脉曲张，如果情绪过分激动，会导致血压升高，门静脉压力升高，消化道出血风险增加，甚至危及生命。

多年的临床观察显示，情志舒畅的患者疾病恢复较快，出现并发症的风险较低，出现肝癌的恶性肿瘤的概率较低。因此要求患者一定要保护心情的通达、舒畅，要做到"不以物喜，不以己悲"；同时对疾病的发展变化有相应的认识，积极配合医生治疗，否则虽有灵丹妙药，也是枉然。平常急躁易怒的患者要学会"移情易性"，可通过学习书法、绘画、古典乐器或适量健身运动等，慢慢改掉"坏脾气"，万事应以心平气和，以一变应万变，减少日常生活中不良情绪的刺激，保持一个良好的心态，是疾病痊愈的前提。

二、忌酒限烟，合理膳食

肝硬化患者必须绝对禁酒。因肝脏几乎是酒精代谢、分解的唯一场所。大量研究表明，酒精对肝脏有直接的损伤作用，患者切不可掉以轻心。有人认为少量饮酒或偶尔饮酒并无大碍，其实不然。任何含有酒精的溶液，即使含量再小，进入机体后都需要肝脏的分解。在肝细胞严重受损、肝脏本身也已出现肝纤维硬化时，饮酒既加重了肝脏负担，又减轻了药物治疗效果，岂不是对肝脏落井下石？吸烟虽然不像饮酒那样直接作用与肝细胞，但是吸烟时，大量的尼古丁等有害物质进入血液，刺激血管内皮，易形成动脉粥样硬化，增加心脑血管风险，影响血压血糖，间接影响肝脏供血，对肝细胞再生，肝功能恢复，造成不利影响。在肝硬化失代偿期的患者，吸烟不利于肝性脑病的控制。总之，肝硬化患者饮酒，百弊而无一利，必须禁酒。吸烟不利于疾病的恢复，应逐步减少吸烟直至戒烟。

肝硬化患者饮食宜清淡、细软、易消化、无刺激、少量多餐。肝硬化患者经常出现食欲不振，应给予易消化吸收的食物，少量多餐，要吃柔软且无刺激食品，做工要细，避免坚硬粗糙的食品，如油炸食品，坚果类食品。当合并食道静脉曲张时，更要注意严禁食用油炸食品和坚果及干果类食品，因这类食物可刺破食道静脉，引起上消化道大出血，以致危及生命。肝硬化患者千万不可为满足一时口腹之欲，而丧失宝贵的生命。

三、静养为主，动静结合

肝硬化的疗养首先要静养，祖国医学认为肝为阴脏，主动喜静。因肝藏血却又赖以后天濡养，动则血行，静则血止，故古人有"人卧血归于肝"之说。当机体剧烈活动或情绪激动时，肝脏把其所贮存的血向机体外围输布，供机体需要。当机体休息时，全身活动少时，机体外围血液需求量相对减少，部分血液归藏于肝，以达到养肝和恢复肝功能的目的。

肝脏为人体代谢和合成蛋白的主要枢纽，当肝细胞被增生纤维组织分隔成结节状假小叶，即肝硬化时，会使各类血管间失去正常关系，肝细胞内营养障碍，导致肝功能代偿不全，从而出现一系列的生理性病变，如内分泌紊乱、蛋白倒置等。若进行超负荷体力活动，会增加肝细胞的负担，促使肝病病情加重，加上重体力活动时，血压升高，肌肉组织代谢产物增加，容易导致消化道出血，肝性脑病，肝昏迷等危及生命的情况。

因此，在肝硬化的各个阶段都要保障充足的睡眠，尤其要在晚上10点前休息，因为祖国医学认为晚上10点至第二天3点为肝胆两个脏腑的"当令"时间，这段时间是让肝脏自我修复的最好时间。睡眠不好的患者要尽早进行中医药治疗，可以通过针灸按摩，中草药调理等方式，改变睡眠质量，尽量不服用安定类药物加重肝脏负担。

在运动方式的选择上，在代偿期的患者不应过度劳累，适时休息，可选择散步、太极拳、八段锦的方式进行体育锻炼；而失代偿期的患者，则应卧床休息，减少活动，可辅助听轻松的音乐等，舒缓情绪，能更好地保护肝脏。

健康格言：

喜怒哀乐之发……可节而不可止也，节之而顺，止之而乱。

——《春秋繁露》西汉·董仲舒

嗜欲使人气淫，好憎使人精劳。

——《古今图书集成》清·陈梦雷

暴喜伤心，暴怒伤肝，暴恐伤肾，过哀伤肺，过思伤脾。

——《养生四要》明·万全

人生初起即知养　身心健康寿可长

郑万善，中医肾病专家，主任医师，全国中医肾病委员会委员，擅长急慢性肾炎、肾病综合征、尿毒症的治疗。

养生话题源远流长，其法其效因人而彰。中医文化元典《黄帝内经》开卷第一篇"上古天真论"，开讲的不是如何治病而是如何养生，强调了中医不治已病治未病的预防保健思想。自此而下，历代名医、文人墨客、道儒学家、社会名流等谈养生的文字可谓汗牛充栋，体验感悟，各有千秋。时人亦多养生与补体相提并论，也不乏把养生保健当成老年人的"专利"而广为渲染者。事实上，养生非一时之为，也不是一"补"字了得，更不是以己之得而可广而推之的。养生当因人而异，各取章法。

重先天：先天禀赋在父母，先天不足，出生羸弱，易病易伤。"补"其母，而实其子，为健康打下基础，不可不予重视。

知生长：《内径》讲：女子二七肾气实，男子二八肾气盛，及至女子"七七"，男子"八八"，各个年龄阶段，均有其不同生理特点，知其生长，了解人生的年龄特点。适时调养，给予果蔬药膳，各个生长阶段健康，自然健康长寿。

避时邪：邪气袭人，多因正气不足。做到饮食有节，起居有常，不妄作劳，避之虚邪贼风、六淫、戾气，精神内守，自然无病健康。

慎饮食：饮食不节或不洁，多伤脾胃。饮食自倍，脾胃乃伤。譬如糖尿病、高血压、高脂血症等，多与饮食不节有关，因此慎饮食也是养生之法。

调情志：喜、怒、忧、思、悲、恐、惊，中医谓之七情。情志太过，常伤五脏。因而要做到心情愉悦，情绪稳定，五脏安和，病安何来？要健康，情志畅。

少物欲：物欲不能过分，人生要知舍得。物欲过强伤人在不知不觉之中，做到得而不喜，失而不忧，处事平和，身心必然健康。

致中和：和为贵，中和是身心健康的秘诀。保持中和的心态，凡事不为太过，有度，谦和忍让。处事能看潮起潮落，云卷云舒；为人能体会天人合一，心境平静，与人和平共处，调整自我生存环境，法于阴阳，和于术数，自然身心健康长寿。

凡事顺：以顺为养，做到随心、随意、随时、随缘，做人做事不刻意，任其自然。心情顺，可养精调神，打造了健康支柱；饮食顺，吃什么都感到香甜，合理饮食，能打造健康基础；体力顺，劳逸结合，劳而不疲，保持体力，可增添健康的动力；保养顺，知保养，补泻均可养生。虚而补之，却不能一味进补，膏粱厚味，足生大疗。合理调补，合理用药，合理膳食，合理运动，做到保养顺，把握保养要领，保健养生方能有效果。长寿人人可及，养生殊途同归。

管理好血压的"三个妙招"

朱涛，高血压专家，主任医师，任中华中医药学会慢病管理分会常务委员等。擅长中西医结合治疗高血压病、心脑血管疾病等内科疾病。

高血压是最常见的慢性病，通俗地说，就是血压比正常的血压要高，中国古代对于高血压的认识，主要是"眩晕""头痛""中风"等疾病的论述，高血压的形成是一个长期的病理生理过程，不是单一因素，而是由个人体质、精神、饮食、七情、劳欲等多种因素交互作用所致。体质的阴阳偏盛或偏衰、禀赋不足、脏腑亏损等为发病的内因，高度精神紧张、劳倦过度或强烈精神刺激等是发病的常见因素。恣食肥甘、烟酒过量或嗜食咸味而聚湿生痰，助阳化火又是不可忽视的促发因素。高血压也是心脑血管病最主要的危险因素，且心肌梗死、心力衰竭及慢性肾脏病还是高血压的主要并发症。引起高血压的因素有很多，饮食习惯、肥胖有很大的关系，下面就来详细讲述管理好血压的"三个妙招"。

一、中西药结合降压，相得益彰

高血压患者需要在医生的指导下口服降压药物来治疗高血压，市面上的降压药物种类有很多，一定要在专科医生指导下服用。中医将高血压分为"肝阳上亢证""痰湿中阻证""肝肾阴虚证""阴阳两虚证""痰瘀阻络证"等五个证型，每个证型都各有特点，下面我们根据不同的证型讲述如何防治高血压。

（1）肝阳上亢证。症见：精神紧张，易怒，头晕，目眩，舌红，苔黄，脉弦。此证型多见于中年男性，脑力劳动者、白领一族、机关事业单位工作者罹患高血压的大多属此类型，平时可服用中成药杞菊地黄丸、加味逍遥丸等中成药调理体质，保持一个良好的心态。平素工作压力大，精神常处于紧张状态，生活不规律，久而久之出现高血压。中药可选择天麻、钩藤、石决明、知母、桑寄生等治疗。日常生活中要改变生活习惯，放慢生活节奏，调整生活规律，减少烟草摄入或者戒烟，因为烟草中的尼古丁可以造成血管收缩，引起血压升高。

（2）痰湿中阻证。症见：体型肥胖，头晕，头重如裹，脘腹痞满，舌淡，苔白腻，脉滑。此证型多见于形体肥胖，喜食甜食及油腻食品、饮酒者。本证型中药可选择半夏、白术、天麻、茯苓、橘红等。在口服降压药的同时需要改变饮食习惯，加强运动，减轻体重。本证型患者通过增加新鲜水果和蔬菜的摄入，可使收缩压和舒张压分别下降 3mmHg 和 1mmHg。素食者常比肉食者有较低的血压。重度饮酒者（每日 65 克酒精）的脑卒中病死率比不经常饮酒者高 3 倍；目前认为饮酒所致的高血压是可逆的，只需要戒酒就可使血压降低或恢复正常。

（3）肝肾阴虚证。症见：头晕，耳鸣，腰膝酸软，心烦，盗汗，五心烦热，舌红。此证型多见于体型消瘦者。本证型中药可选择北沙参、生地、白芍、枸杞子、菊花、酸枣仁等。本证型虽为虚证，但不适合大补之药，切勿自服西洋参、人参等补气之品，否则血压不降反升，阴虚之证更重。对于便秘患者，可增加新鲜果蔬的摄入，如香蕉、芹菜等，养成良好的排便习惯，便秘严重的患者口服通便药物可改善便秘的情况。

（4）阴阳两虚证。症见：头晕，视物模糊，口干口渴，失眠多梦，遗精阳痿，舌红，苔少，脉沉细。此证型多见于老年人。本证型中药可选择熟地黄、泽泻、黑顺片、肉桂、泽泻、茯苓等治疗。老年人常见失眠之症，若睡眠改善可减少高血压的发展，睡眠不佳需要药物治疗者可在医生指导下用药改善睡眠质量，睡眠质量改善后，血压也会随之得到改善。

（5）痰瘀阻络证。症见：头痛经久不愈，肢体麻木刺痛，心中悸动不安，唇舌发绀，舌质暗，舌下脉络迂曲。此证型多见于久病的老年人。本证型中药可选择当归、红花、醋玄胡索、枳壳、赤芍等。对于此证型患者可长期口服适量三七粉，在日常生活中加强运动，促进血液循环。

二、饮食合理搭配，控制好体重

（1）饮食方面：①高血压患者应当控制盐的摄入，推荐健康人每日吃盐量不宜超过 6 克，糖尿病非高血压患者不超过 5 克；高血压患者不超过 3 克；糖尿病合并高血压患者不超过 2 克。②控制能量的摄入。一般来说，提倡高血压患者吃复合糖类的食物，例如淀粉、玉米，当然要少吃葡萄糖、果糖及蔗糖。③适当增加海产品摄入有助于高血压患者的治疗。比如最常见的海带、紫菜，以及其他海产品。多喝茶也是很好的，茶叶里面含有止渴、助消化、利尿、除烦去腻的成分。红茶中含有咖啡因较多，因此，高血压患者应尽量避免饮红茶水。④适量摄入蛋白质。不是说患上了高血压就从此完全拒绝了蛋白质，不提倡吃高蛋白，但蛋白质是人体中重要的能量来源，可以选择吃鱼类蛋白质，增加尿钠排出，从而降低血压，起到治疗的效果。

（2）控制体重，避免超重和肥胖。减肥应循序渐进，通常每周减重 0.5~1.0 公斤，在 6 个月至 1 年内，减轻原体重 5% ~10% 为宜。在减轻体重的同时，需要注意营养的均衡，不可盲目的节食。肥胖的患者一般嗜食肥甘厚味或饮酒过度，以致湿浊内生，湿浊久蕴则化热化火，火灼津液成痰，痰浊阻滞脉络，故现头痛、头晕，发生高血压病。中年男性，脾胃功能健运，身体壮实发生高血压者多属此类型，在治疗过程中可配合中医拔罐、灸法等化湿治疗。

三、运动与睡眠是降压的"精神"良药

运动方面，高血压康复的体育运动类型选择要以有氧代谢运动为原则，要避免在运动中做推、拉、举之类的静力性力量练习或憋气练习。应该选择那些全身性的、有节奏的、容易放松、便于全面监视的项目。有条件的可利用活动跑道、自行车功率计等进行运动。较适合高血压康复的体育运动种类和方法：气功、太极拳、医疗体操、步行、健身跑、有氧舞蹈、游泳、娱乐性球类、郊游、垂钓等。高血压患者清晨血压常处于比较高的水平，清晨也是心血管事件的高发时段。因此，最好选择下午或傍晚进行锻炼。

关注睡眠问题，高血压患者失眠后，次日血压必定升高。睡眠是最好的养生，良好的睡眠有助于降压。老年人的睡眠时间也要达到 7 个小时左右，睡眠差者应找医生给予中药调理，或者采用经颅磁刺激或者中药贴敷内关穴调理睡眠，提高睡眠质量。

血压的管理是一个长期乃至伴随终生的过程，要放松心态、忌焦、忌躁，降压不但需要药物治疗，更重要的是养成一个良好的生活习惯和行为方式。

谈谈如何科学减重

谢卫平，中医养生专家，主任中医师，国医大师王琦院士弟子。擅长辨别体质类型，提供药膳、药茶、膏方、中医特色疗法等简便验廉的中医调养指导。

全球超重和肥胖趋势：世界卫生组织（WHO）报告显示，2008 年，20 岁及以上的成年人中，每 100 个就有 46 个人超重或肥胖，而且全球超重和肥胖的人数呈现出逐年上涨的趋势。中国超重和肥胖现状：2013 年全国监测数据显示，20~69 岁的人群中，体重超重、肥胖人数比例分别为 34.4% 和 12.7%。中国成年人的体型在向"粗壮"发展，过去，人到中年体态才开始发福，出现苹果型身材，如今，"啤酒肚""将军肚"在青年人群中比比皆是。俗话说，腰带越长，寿命越短。肥胖在全世界成流行趋势，肥胖既是一个独立的疾病，又是 2 型糖尿病、心血管病、高血压、脑卒中和多种癌症的危险因素，被世界卫生组织列为导致疾病负担的十大危险因素之一。在超重、肥胖已经成为我国重要的公共卫生问题的当下，如何科学管理体重已经成为非常迫切的需求。

一、超重和肥胖的衡量标准

世界卫生组织（WHO）对于超重和肥胖的定义是：可损害健康的异常或过量脂肪累积。

（1）用"身体质量指数 BMI"来衡量。根据身体质量指数对肥胖程度的分类，国际生命科学学会中国办事处中国肥胖问题工作组提出对中国成人判断超重和肥胖程度的界限值，BMI 在 24.0~27.9 之间为超重，大于等于 28 为肥胖。

（2）用"腰围和腰臀比"来衡量。中国成人超重和肥胖症预防控制指南建议：男性腰围大于 85cm、女性腰围大于 80cm 作为肥胖的标准，腰臀比（WHR）是腰围和臀围的比值。WHR 的臀围为经臀部最隆起的部位测得的身体水平周径。一般认为 WHR 男性超过 0.9 或女性超过 0.8 可视为中心性肥胖。

（3）用"体脂百分比"来衡量。体脂百分比即体脂率是身体脂肪含量占体重的百分比，以 F% 表示。体脂率的标准各国不尽相同，一般认为，正常成年男子体脂百分比为 10%~19.9%、女子为 20%~29.9%，男子体脂率 20%~24.9% 为偏高、25% 以上为高，女子体脂率 30%~34.9% 为偏高、35% 以上为高。

二、超重和肥胖的原因及其对人体的危害

1. 人长胖的原因

科学研究发现，不同个体对能量摄入、食物的生热作用和体重调节反应不同，会受遗传特点（如生理、代谢）和生活方式（如社会、行为、文化、膳食、活动量和心理因素）影响。具体来说主要为饮食行为、生活方式、社会因素、遗传特点四个方面，其中最为重要的两个因素是饮食行为和生活方式。

2. 超重和肥胖对人体的危害

（1）导致死亡风险。根据世界卫生组织（WHO）统计，超重和肥胖是全球引起死亡的第六大风险因素。每年，至少有 340 万成人死于超重或肥胖。

（2）导致各种疾病风险。腰粗了、肚子大了，意味着种种疾病都可能早早来袭。防治超重和肥胖，目的不仅在于控制体重本

身，更重要的是超重和肥胖与许多慢性病有关。常见的 2 型糖尿病、血脂异常、冠心病、高血压、脂肪肝、乳腺癌、前列腺癌、骨关节病、睡眠呼吸暂停症、胆囊疾病、胰腺炎、脂肪肝、内分泌紊乱……这些都与超重和肥胖相关。积极控制体重是减少慢性病发病率和病死率的一个关键因素。

（3）引起身心障碍。超重和肥胖，一方面会带来生理外观的不美和生活的不便，影响生活质量；另一方面，它会引起身心障碍，尤其对年轻人而言，使他们产生自卑、焦虑和抑郁，以及厌食症等问题。

三、科学减重，远离疾病困扰

2016 年《中国超重 / 肥胖医学营养治疗专家共识》认为，超重和肥胖及其导致的慢性疾病绝大部分是可以预防的。然而，科学减重是必由之路。减重治疗包括生活方式（膳食和体育运动）调整、内科药物及外科手术治疗等多种手段。科学合理的营养治疗联合运动干预仍是目前最有效、最安全的基础治疗。要进行科学减重，就先要了解减重的科学原则。

（1）减重速度要平稳。俗话说一口吃不出来胖子，减重也要循序渐进，体重不宜骤减，匀速平稳是关键。具体来说，合理减重速度应控制在每周降低体重 0.5~1.0 公斤，使体重逐渐缓慢地降低至目标水平。

（2）合理安排饮食。大多数超重和肥胖的个体，或需要预防体重进一步增加的个体，都需要调整其膳食以达到减少热量摄入的目的。合理膳食包括改变膳食的结构和食量。应避免吃油腻食物和吃过多零食，少食油炸食品，少吃盐；尽量减少吃点心和加餐，控制食欲，七分饱即可。尽量采用煮、煨、炖、烤和微波加热的烹调方式，用少量油炒菜。适当减少饮用含糖饮料，养成饮用白水和茶水的习惯。进食应有规律，不暴饮暴食，不要一餐过饱，也不要漏餐。

　　减重膳食构成的基本原则为低能量、低脂肪、适量优质蛋白质、含复杂碳水化合物（如谷类），增加新鲜蔬菜和水果在膳食中的比重。合理的减重膳食应在膳食营养素平衡的基础上减少每日摄入的总热量，既要满足人体对营养素的需要，又要使热量的摄入低于机体的能量消耗，让身体中的一部分脂肪氧化以供机体能量消耗所需。注意饮食的能量密度（能量密度系指一定体积的食物或膳食所产生的能量），即选择体积较大而所含的能量相对低一些的食物，因 1 克脂肪提供 9 千卡能量，而 1 克蛋白质或 1 克碳水化合物只提供 4 千卡能量。50 克煮鸡块要比 50 克炸鸡块的能量低得多。蔬菜和水果的体积大而能量密度较低，又富含人体必需的维生素和矿物质，以蔬菜和水果替代部分其他食物能给人以饱腹感而不致摄入过多能量。在平衡膳食中，蛋白质、碳水化合物和脂肪提供的能量比，应分别占总能量的 15%~20%、60%~65% 和 25% 左右。

　　不要认为限食就是单纯限制谷类主食量，不吃或少食谷类主食的观点和做法是不可取的。谷类中的淀粉是复杂的碳水化合物，有维持血糖水平的作用，不致使进食后血糖升高太快，也不致很快出现低血糖。低血糖会导致饥饿感而使进食的食物量加大。富含淀粉的谷类食物也富含膳食纤维，对降低血脂和预防癌症也有一定好处。减少总的食物摄取量时，也要相应减少谷类主食量，但不要减少谷类食物占食物总量的比例。限制和减少能量摄入应以减少脂肪为主。血脂异常者应限制摄入富含饱和脂肪和胆固醇的食物（如肥肉、内脏、蛋黄）。适当注意选择一些富含优质蛋白质（如瘦肉、鱼、蛋白和豆类）的食物。优质蛋白质含必需氨基酸较多，适量优质蛋白质可以与谷类等植物蛋白质的氨基酸起互补作用，提高植物蛋白质的营养价值。在能量负平衡时，摄入足够蛋白质可以减少人体肌肉等组织中的蛋白质作为能量而被消耗。

　　建议采用中等降低能量的摄入并积极参加体力活动的做法，使体重逐渐缓慢地降低到目标水平。因此，最好使其每天膳食中的热量比原来日常水平减少约 1/3，这是达到每周能降低体重 0.5 千克目标的一个重要步骤。低能量减重膳食一般设计为女性 1000~1200 千卡 / 天，男性 1200~1600 千卡 / 天，或比原来习惯摄入的能量低 300~500 千卡。避免用极低能量膳食（即能量总摄入低于每天 800 千卡的膳食），如有需要，应在医护人员的严密观察下进行。在用低能量饮食时，为了避免因食物减少引起维生素和矿物质不足，应适量摄入含维生素 A、维生素 B_2、维生素 B_6、维生素 C 和锌、铁、钙等微量营养素补充剂。可以按照推荐的每日营养素摄入量设计添加混合营养素补充剂。一些临床观察结果显示，用上述中等低能量膳食 1 年后降低体重的效果，与用极低能量膳食的效果一样好，甚至更好。

（3）增加体力活动量应循序渐进。先从一些日常活动开始，然后可以每天进行快步走、慢跑、打羽毛球、打乒乓球等活动，因为体力活动总量与坚持活动的时间、强度和频率有关，能坚持较长时间的中等量活动（如快步走）或短时间的剧烈活动（如跑步）都可达到消耗能量的效果，对于超重和肥胖者应选择有氧运动，1 天增加快步走路 30~45 分钟可以消耗能量 100~200 千卡，是一种可行而安全的运动处方，应尽量减少静坐（如看电视、看书、写字、玩电脑游戏等）的时间，也可在静态生活间穿插一些做操或家务劳动等体力活动。坚持适量运动不仅可增加能量消耗，而且可使身体的代谢率增加，有利于维持机体的能量平衡，也有利于长期保持减重后的体重不反弹。

（4）矫正不良饮食习惯。暴饮暴食、饥不择食、盲目节食等不良饮食习惯，都是减重路上的拦路虎，应及时矫正。由于胃部饱了的信息需要大约 20 分钟才能传到大脑，暴饮暴食，吃得过快都会导致摄取过多热量。建议少吃多餐，细嚼慢咽，尽量减少暴饮暴食的频度和程度。人在饥饿时往往会失去自制力，可能会对高能量、低营养的食物垂涎不已、饥不择食，因此我们要时刻控制好每天的脂肪摄取量，注意挑选脂肪含量低的食物，把每日能量摄入维持在预算范围内。身体功能的正常运转需要足够的能量，如果能量摄入过低，会导致身体代谢减慢，反而更容易把脂肪储存起来。因此在减重期间，我们也要保证基本的新陈代谢，例如坚持吃健康的早餐。

（5）中医药减肥。通过针灸和中药热敷、药茶、药膳、汤药等综合治疗，对肥胖患者的神经和内分泌功能进行调整，一方面能够抑制肥胖患者亢进的食欲，减少进食量，同时抑制患者亢进的胃肠消化吸收机能，减少机体对能量的吸收，从而减少能量的摄入；另一方面可以促进能量代谢，增加能量消耗，促进体脂的动员及脂肪分解，最终实现其减肥效果。药茶推荐山楂6克，荷叶6克，炒决明子6克，绞股蓝15克，煮水代茶饮，具有健脾化浊，清热消脂的作用。药膳推荐茯苓、薏苡仁、赤小豆、莲子、芡实、炒山药、糙米、黑豆等比例，打细粉，每次取30克，煮汤食用，具有健脾益气、清热祛湿的作用。

健康有效地减重主要包括"管住嘴"和"迈开腿"，控制能量摄入，加上运动增加能量消耗，并适当补充优质蛋白、维生素、矿物质等营养素，同时建立细嚼慢咽、少食多餐等良好饮食方式，不但可以有效降低体重，持之以恒，还可降低其他疾病风险，且体重不易反弹。

糖友护肾"三防三要"

姚沛雨，中医糖尿病专家，主任医师，教授，享受政府特殊津贴专家，中国中医药促进会内分泌学会副会长，中华中医药学会糖尿病分会委员。

俗话说"糖尿病不可怕，可怕的是其并发症"。糖尿病肾病，又称糖尿病性肾小球硬化症，为糖尿病特有的肾脏并发症。目前，糖尿病肾病已成为导致终末期肾病的首要致病因素。本病尚无特效的治疗方法，如果说最佳治疗方案，还是应以以下三个预防为主。

一级预防：在日常生活中应留意减少热量的摄入，多食用新鲜的蔬菜，米面不要吃得太精，多吃点五谷杂粮，此外，天天要进行适度的体育锻炼。

二级预防：所有的糖尿病患者病程超过 5 年以上者，要经常查肾功能、尿蛋白定性、24 小时尿蛋白定量，并注意测量血压，做眼底检查。有条件时，应做尿微量蛋白测定和 β_2- 微球蛋白测定，以早期发现糖尿病性肾病。

三级预防：糖尿病肾病假如长期得不到一个良好的控制，还可能会引起心、脑、肾、神经、眼睛等重要器官的并发症，甚至导致残疾或者死亡。三级预防即对已经确诊的糖尿病肾病患者通过饮食运动、药物、心理治疗、糖尿病肾病教育等各种手段，力求达到预防或者延缓糖尿病肾病并发症的发生与发展，以最大限度地减轻糖尿病肾病患者的痛苦，提高患者的生活质量。

对于糖尿病肾病患者的治疗，要从下面三点做起：

一、要控制好血糖和血压

良好的血糖控制是防止糖尿病肾病发生和发展的根本条件。糖尿病患者的病情若发展到了早期肾病阶段最好选用胰岛素控制血糖，再配合中医药进行治疗，一方面可以减少口服降糖药物的毒副作用，另一方面可以延缓甚至防止糖尿病肾病的发生和发展。血压最好控制在 130/80mmHg 以下。

二、要注意蛋白质和盐的摄入量

在糖尿病肾病的早期，即应限制蛋白质的摄入量，尤其是应禁止植物蛋白（豆制品）的摄入，应当适当摄入优质蛋白（如鱼、虾）为宜，量应按每天每公斤体重进食 0.6 克优质蛋白为宜，盐的摄入量每天控制在 4~5 克为宜。

三、要采用中医药治疗

中医虽无糖尿病肾病的病名，但其属于"肾消""下消""水肿"的范畴。近年来对本病的治疗各个名家均有独特的疗效，临证时采用辨证施治的方法，可以防止糖尿病肾病的发生和发展。若出现轻微的蛋白尿、水肿或肾功能不全（即糖尿病肾病Ⅲ期），在辨证论治的基础上再配以中药贴脐、中药灌肠等内外结合的方法，在降低蛋白尿、利水消肿、改善肾功能等方面均可收到意想不到的效果。尚可针对病情选用食疗方剂，如脾肾两虚可选用黄芪山药粥（黄芪、山药），水肿可选用薏苡仁粥（薏苡仁、红小豆）或黄芪冬瓜汤（黄芪、冬瓜），还可选用中医气功之内养静功法，以平衡人体阴阳，调和气血，通畅经络以达到治疗养生之作用。

健康格言：

夫精神气志者，静而日充者以壮，躁而日耗者以老。

——《淮南子》西汉·刘安等

琴医心，花医肝，香医脾，石医肾，泉医肺，剑医胆。

——《幽梦续影》清·朱锡绶

人身如天地，和煦则春，惨郁则秋。

——《医述》元·程杏轩

防治哮喘在"惊蛰"

蔡云海，呼吸病专家，主任医师。全国中医药研究促进会专科专病建设工作委员会呼吸病学组副组长，擅长治疗呼吸系统、心血管和消化系统疾病。

哮喘是世界上最常见的慢病之一，全球约有 3 亿哮喘患者，中国哮喘患者约 3000 万人，且近年哮喘患病率在全球范围内有逐年增长的趋势；哮喘死亡率为 1.6~36.7/10 万，多与哮喘长期控制不佳、最后一次发作治疗不及时有关，所以哮喘患者要做好预防措施，减少哮喘发作，避免病情加重。

1. 什么是哮喘

哮喘，又称支气管哮喘，是一种常见病、多发病，主要症状是发作性的喘息，气急，胸闷，咳嗽。多在夜间和（或）清晨发作、加剧，多数患者可自行缓解或经治疗缓解。大家熟知而又非常喜爱的著名歌星邓丽君就被哮喘夺去了生命。发病原因常是因为由经空气传播的变应原（螨虫、花粉、宠物、霉菌等）、某些食物（坚果、牛奶、花生、海鲜类等）、药物过敏或一些非过敏性因素等诱发气道反应性升高，通过神经体液导致的气道可逆性的痉挛、狭窄。临床上表现为发作时带有哮鸣音的呼气性困难。

2. 何为"惊蛰"

惊蛰，古称"启蛰"，是二十四节气中的第三个节气；惊蛰的意思是天气回暖、春雷始鸣，惊醒蛰伏于地下冬眠的昆虫。当惊蛰来临时，雨水将逐渐变多，乍寒乍暖，标志着仲春时节的开始。

3. 为何"惊蛰"易发哮喘

中医养生有整体观念，讲究天人合一。从节气与发病关系来看，肺病哮喘患者多在春季"惊蛰"易发病。哮喘者肺气虚弱，对气温变化极为敏感，容易感冒诱发哮喘，特别是从雨水到惊蛰，是发病较高的时段。

（1）气温回升快：大部分地区惊蛰节气平均气温一般为2℃~14℃，较雨水节气升高3℃以上，是全年气温回升最快的节气。日照时数也有比较明显的增加。

（2）气温波动大：因为冷暖空气交替，天气不稳定，气温波动甚大。

（3）人体生理变化：大多数人在春季常感到困乏无力、昏沉欲睡，早晨醒来也较迟，民间称之为"春困"，这是人体生理功能随季节变化而出现的一种正常的生理现象。这是由于春回大地，天气渐暖，人体皮肤的血管和毛孔也逐渐舒张，供应外周的血量增多，供给大脑的血液就会相对减少，人体免疫机能相对下降。

（4）哮喘患者病理特点：由于哮喘病患者肺气虚弱，肺主皮毛，皮肤的血管和毛孔闭合失调，多因风寒感冒诱发咳喘。

4. 如何预防

（1）初春阳气渐生，气候日趋暖和，但北方阴寒未尽，冷空气较强，气候变化大。所以，为了抵御渐退的寒气，气管炎哮喘病患者要"春捂"，比正常人推迟15天换衣服，减少受凉，少感冒，是减少发病的有效方法。

（2）以"春夏养阳"为原则，可适当多吃能升发阳气的食物，如韭菜、菠菜、荠菜等。

（3）惊蛰预防咳喘，还需强调调肝的理论：东方甲乙木，属春天，属肝，根据自身体质差异，进行精神、饮食、起居的调养。《黄帝内经》曰："春三月，此谓发陈。天地俱生，万物以荣。夜卧早起，广步于庭，披发缓行，以使志生。"这是说，春天万物复苏，应该早睡早起，散步缓行，可以使精神愉悦、身体健康。肝主疏泄，藏魂，喜条达而恶抑郁，体阴而用阳，为阴中之阳。肝气与人的精神情志活动有关，哮喘病患者除了过敏，受凉发病外，精神情绪诱发哮喘十分常见。肝病在全身表现为抽搐，而哮喘病患者在生气、情绪激动时则表现为支气管痉挛哮喘发作，也是互为体现的。故防治哮喘应注意养肝、保肝。可根据节气变化和每个人的体质情况进行饮食调养。春天肝气旺易，伤脾，故惊蛰季节要少吃酸，可多吃大枣、山药等以养脾，对预防哮喘有一定作用。

助卒中病友康复如初的"五条路"

务孔彦，中医脑病专家，主任医师，中华中医药学会科普专家，中国中医药研究促进会脑病学分会常务理事，发表过论文 20 篇、著作 8 部。

一、中风病流行"五"高

从城市到农村，从三级医院到社区卫生服务中心和中医诊所，到处都可以看到卒中偏瘫的患者。祖国医学将脑血管病多称为"中风"，它是中老年人常见病、多发病，具有发病率高、复发率高、致残率高、死亡率高、医疗费用高的"五"高流行病学特征，目前我国现存卒中患者 1000 多万，每年新发卒中患者约 250 多万，并且还在以 8.7% 的速度迅速增长，每 12 秒就有一个中国人发生卒中，每 21 秒有一个中国人死于卒中。5 年内再发危险为 15%~40%，即使应用目前最先进、完善的治疗手段，仍可有 50% 以上的卒中幸存者生活不能完全自理，而留有不同程度的残疾！怎样减少卒中病友的致残率，提高患者生活质量，让卒中病友早期康复步入社会，是广大医务工作者、病友家属及政府面临的挑战，也是卒中病友最迫切的期盼！

二、卒中病认识上存在"五"个误区

①重西医，轻中医；②重药物，轻康复；③重早期，轻后期；④重医院，轻家庭；⑥重临床，轻心理。目前认识和治疗方面存在的这些误区影响了偏瘫失语等后遗症的早期康复和疗效。

首先让我们分析卒中致残早期康复治疗方面的现状与研究。绝大多数卒中患者主要依靠药物治疗，输液加上口服药，多种药物同时应用，一个疗程接一个疗程，结果不少患者还是遗留了后遗症。主要表现为言语不清，关节活动受限、肢体屈曲挛缩僵硬、走路画圈等偏瘫症状。既给家庭和社会增加了经济负担，又影响了个人回归社会工作和生活的能力，卒中致残后遗症成为卒中患者恢复健康走向社会的拦路虎。大量国内外研究资料和国家"九五"重大科研课题"脑血管病早期康复的研究"结果表明，脑血管病早期在科学治疗用药的同时，采用正确的语言、肢体、吞咽和心理康复治疗，特别是结合中医针灸、推拿治疗和后期家庭护理康复的参与，减少了后遗症，降低致残率，恢复正常人的运动功能，提高治愈率和生活质量。经科学证实和实践证明，最有效的治疗方法是有中医参与的卒中单元治疗。

其次，在不少非专业医务人员和患者家属中，只重视早期药物治疗，对早期及全程康复治疗的重要性认识不足。在我们的临床工作中，虽然提倡康复锻炼越早越好，但是患者和家属往往还是对早期锻炼顾虑重重，特别是脑出血患者，更是担心早期活动会引起再出血，其实，康复锻炼引起再出血的机会很小。实践证明，脑出血患者进行康复锻炼，只要血压平稳，动作规范，就不会引起再出血，而康复锻炼如果开始太晚，就会丧失预防后遗症和并发症的最佳机会。把握开始康复训练的最佳时间，对患者实施早期康复很重要。早期康复是指患者生命体征（呼吸、心率、血压）稳定，神经症状停止发展时，即可开始康复治疗。一般脑血栓形成或脑血管痉挛的患者多在发病后 3~4 天，脑外伤或脑出血患者多在发病后 7~14 天，待病情稳定、生命体征平稳后开始训练。还有人认为，卒中患者的康复在半年以后就没有意义了，即使再锻炼患者的身体功能也不会有更多的恢复，这种想法也是错误的。很多患者在卒中一年后，身体功能仍有改善，如果不坚持进行康复锻炼，已经恢复的功能往往会退步。一些合并有高血压、冠心病的患者担心锻炼会引起血压波动和心脏病发作。其实，中医讲辨证施治、个体化治疗，康复锻炼是循序渐进的，只要避免过度劳累和用力过度，一般不会有这些情况发生。所以，我们提倡让卒中偏瘫病友及家属接受早期康复治疗理念，卒中患者一旦病情稳定，就可以尽早进行规范的语言、肢体、吞咽和心理康复治疗，减少后遗症，降低致残率。可以使本来可能丧失生活自理和行走能力的患者 80% 以上恢复生活自理能力，90% 以上重新获得比较好的行走能力，让患者以积极的态度对待疾病，树立战胜疾病的信心，减少卒中后焦虑和抑郁的发生，提高患者生活质量。

那么卒中患者有哪些康复方法呢？卒中病友康复分为医院康复和家庭康复护理两个阶段"五条路"。

三、医院常用的"五"种康复方法

（1）运动疗法：主要是利用物理学中的力学因素，以徒手或应用器械进行运动训练来治疗患者，以恢复或者改善功能障碍的方法。

（2）作业疗法：为恢复患者功能，有目的、有针对性地从日常生活活动、生产劳动、认知活动中选择一些作业对患者进行训练，以缓解症状和改善功能的一种治疗方法。

（3）言语疗法：通过各种手段对有言语障碍的患者进行针对性治疗，并配合针刺哑门、通里、廉泉等穴，以利于促进语言功能改善和恢复。

（4）物理疗法：应用力、电、声、水和温度等物理因素来治疗疾病的方法。包括高频治疗、中频治疗、低频治疗、光疗、冷疗、超声波治疗、高电位治疗、激光治疗、温热治疗、磁疗、蜡疗、水疗、氧疗（高压氧、常压氧）等。

（5）传统康复治疗：针灸、推拿、拔火罐等。

四、家庭康复"五"个护理要点

（1）减少病友情绪波动。情绪波动过大，容易引起血压升高，从而诱发疾病加重和复发。卒中患者易出现悲观情绪和焦虑不安，有时出现急躁、暴怒、易激动，中医讲"怒伤肝，喜伤心，悲伤肺，恐伤肾"等，这些对中风康复十分不利。家属要多理解、多鼓励患者，积极配合康复治疗，为患者回归家庭树立信心。

（2）督促患者进行日常生活能力锻炼，帮助恢复日常活动能力，如用手抓握东西、自己穿衣、进食、洗脸、如厕等。睡眠时保持康复睡姿，侧卧时患肢在上。学会用正常步态行走，最开始可以是用助行架行走，到后面要慢慢过渡到自己独立行走，做到能够在平地行走，能够上下楼梯，甚至能够完成社区内行走，逐步恢复患者的日常生活能力和社会参与能力。

（3）对言语不清的患者，家属必须尽早地诱导和鼓励患者说话，耐心纠正发音，从简到繁，如"e""啊""歌"等，反复练习坚持不懈。鼓励患者保持与外界的接触，多与人交流，帮助恢复语言的功能。

（4）定期到医院复查，控制高血压、高血糖、高脂血等原发病，接受专科医生和家庭医生指导。

（5）预防再次发生卒中。重视饮食疗法是中医康复的传统，由于饮食不节，脾失健运，聚郁化热，阻滞经络，蒙蔽清窍也会引起卒中。中医的药膳可以缓解卒中后遗症，有利于康复，黄芪桂枝粥可以益气活血改善循环，山药葛粉羹、橘皮山楂粥健脾化痰改善头昏眩晕、肢体麻木、运动不利、胸脘满闷。卒中恢复期应注意饮食，以防病情加重和复发，并要戒烟戒酒。要多吃新鲜蔬菜，比如木耳、香菇、青菜、芹菜、洋葱等，也可以多食山楂、苹果、香蕉等水果。要尽量少吃大油大肉，不要过量吃食盐，多食五谷杂粮，少吃细粮。一旦再发卒中，应让患者平卧，头偏向一侧，以保持呼吸道通畅，尽量不动患者，迅速与医院联系以获得帮助，争取早期规范治疗。

通过卒中急性期医院抢救治疗、中医中药、早期康复、心理疏导、家庭护理等中西医结合于一体的卒中单元全程治疗，一定会取得较好的疗效。希望更多的患脑血管病的朋友们沿着卒中康复"五条路"更早自信地回归家庭生活，更早健康地走入社会，更早地融入正常人的工作。

预防为主，早期康复，减少致残，健康人生！

愿天下所有的人，都能沿着健康之路快乐生活！

中医如何治疗眩晕病

李柱，中医脑病专家，主任医师，国医大师张学文的学术继承人，中华中医药学会脑病专业委员会委员、中国中医药研究促进会脑病学分会副会长。

"忙晕了"是很多现代都市人经常挂在嘴边的一句话，而在医学领域，"晕"则是现代都市人的流行病——因眩晕就诊的人日渐增多。

眩晕对人体危害极大，是重大疾病的先兆，也是人类健康又一大杀手。若没有得到及时治疗，最终出现脑萎缩、耳聋、耳鸣、跌倒、骨折等，还常会诱发脑梗死、脑溢血，最终可能导致卒中偏瘫，因此对眩晕应尽早进行彻底的治疗。

眩晕是目眩和头晕的总称，以眼花、视物不清和昏暗发黑为眩；以视物旋转或如天旋地转不能站立为晕，因两者常同时并见，故称眩晕。眩晕常见于：耳石症、梅尼埃病、迷路炎、前庭神经炎及贫血、血黏度高、高脂血、动脉硬化、颈椎病、高血压、心脏病、焦虑症、抑郁症、白血病、恶性贫血、运动不足、运动时间过长、某些药物服药期的不良反应、用眼过度等。

从中医的角度来说，眩晕可由风、痰、湿、虚引起，故有"无风不作眩""无痰不作眩""无虚不作眩"的说法，在临床上，根据患者眩晕的类型可进行辨证论治。中医治疗眩晕病安全有效，可以达到标本兼治，同时对人体进行整体调理，全面恢复。化学药物治疗眩晕，一般是见效快，治标不治本，往往还会再复发。在眩晕的治疗中，很多眩晕患者对于如何用药感觉很迷茫，不知所措，不论是医生开的药还是自己看到听到的各种偏方用的药，也不区分中药和西药就乱吃一通，或者不管三七二十一就随便暂停服用药物，这种情况让医生在治疗过程中很是头疼。眩晕患者乱吃药和乱停药不仅不利于病情好转反而会加重，还会使病情日趋严重化，治疗上也更难采取有效的措施。在治疗眩晕时，除了要先查清病因再予施治外，还须充分考虑到患者的体质，以及用药对伴随疾病的影响。对于眩晕病这一疑难杂症，我们充分发挥中医优势，根据疾病的发病原因，总结出以"平肝潜阳，健脾益气，化痰降逆，补肾养阴"为治疗法则，成功地研制出治疗眩晕症的中医"息风、化痰、补虚"三步定眩法及纯中药制剂"定眩丹"并采用针灸疗法、按摩推拿、中药熏洗、脑磁等综合治疗，具有疗效显著、安全经济、标本兼治、愈后不易复发等特点，受到患者的好评。

我们既要重视眩晕的治疗，更要重视眩晕的预防。朱丹溪云"眩晕者，中风之渐也"，我们对眩晕的治疗可以起到防微杜渐的作用，因此有效防治眩晕可以阻止其进展为严重疾病。

未病先防：历代中医家对眩晕之病因病机的认识，虽然不同时代各有所侧重，但归纳起来不外风、火、痰、虚、瘀及外邪致眩两大方面，其中肝风、正虚、外邪是常见的病因。因此，在未发病时，就应该避邪气，调情志，节饮食，慎起居，远房帏，则"形与神俱，而尽终其天年，度百岁乃去"。

既病防变：既病防变指疾病发生以后，积极治疗以防止疾病的发展、传变。强调在眩晕发生的初期，应及时采取措施，积极治疗，防止病情的加重及眩晕的发展变化。

对眩晕患者调护要做到：

（1）患者应保持心情舒畅；医生应多做解释工作以消除患者紧张情绪及顾虑。

（2）发作时应卧床休息，室内宜安静，空气通畅，光线尽量暗些。避免刺激性食物及烟酒，饮食宜少盐。

（3）发作间歇期不宜单独外出，以防事故发生。

（4）要进行饮食调养、精神调养、注意休息起居。

肾病病友实现健康长寿夙愿的"三心五养"

李砚民，中医肾病专家，主任医师，中华中医药学会肾病分会委员，擅长治疗肾病综合征等多种肾脏病疑难杂症。

一、做到"三心"康寿如意

（1）坚定信心。我们要树力战胜疾病的信心，拥有好的心态是疾病治疗康复的先决条件，疾病对于任何人来说都是人生道路上的一次灾难，我们应当积极正视这一客观事实，但是绝不能被疾病所吓倒，它也是对每一个人意志与能力的一次考验，因而肾脏病患者应树立战胜疾病的坚定信心，保持乐观豁达的良好情绪，积极配合医生进行治疗，尽快提高自身的免疫力，只有这样才能取得预期的良好效果。

（2）保持耐心。因为肾脏病是一种疑难杂病，病程较长，缠绵不愈，进展缓慢，症状复杂，患者的生活质量下降，有时候感到特别痛苦，治疗比较困难，患者还必须坚持不懈地服药。即使已取得较好的疗效，巩固治疗至少也要一到两年以上。难治的肾脏病，需要的时间应更长。因此，肾脏病患者往往会失去耐心，但是中医药治疗肾脏病具有一定优势。它通过辨证施治来修复肾组织，改善肾功能，使肾脏病得到有效的控制。但要想取得好的疗效，需要一定的时间。因为几年甚至十几年的慢性病，是不可能一朝一夕治好的。所以只有坚持服药才能取得疗效，一两次尿常规检查是不能说明问题的。在治疗过程中，常会因感冒、劳累、情绪波动、饮食不当等引起肾脏病的反复或复发，这也是难免的。有些患者不了解这一点，一见病情出现反复，尿中蛋白或红细胞增多，就失去了治疗的信心，便打了退堂鼓，以至于功亏一篑。还有些患者吃了一段药后，检查都正常了，便自行停了药。结果没过多久尿蛋白、红细胞又有了，这样反复多次，甚至几年，使一些本来可以得到很好控制的疾病，错过了最佳治疗时机。因此我们一定要坚持到底。

（3）胸怀恒心。我们要有治疗疾病的恒心，在临床中我们发现，有不少患者或患者家属对该病的治疗容易走两个极端。一是一些患者对病情及预后重视不够，治病无目标，用药没恒心，耽误了时间，使本来能治好的病，最终成为不治之症。二是有的患者精神负担过重，有的甚至自己买了大量有关肾病的书籍，天天翻阅，又四处拜访肾病专家，俨然自己也成了肾脏病专家。在接受治疗时，总是怀疑大夫的治疗方案，不配合大夫治疗。殊不知，任何一个专家对疾病的诊治都有一个认识的过程，而疗效的发挥也有一个从量变到质变的阶段，频繁更换医生其实是诊治疾病之大忌。有的患者还因到处奔波劳累，使病情加重。还有的患者对尿化验每一项指标的细微变化都大惊小怪，甚至买来检测试纸自己进行检测，无形中给自己造成很大的心理负担，这对肾脏病的治疗非常不利。所以，提醒肾病患者及家属，既要对肾脏病高度重视，积极治疗，又不能过于急躁，要耐心坚持治疗，持之以恒，信任医生，直到彻底康复。心乱则百病生，心静则万病息。大家一定记住，肾脏病的治疗贵在坚持。

二、做好"五养"健康长寿

（1）养心护肾。心主火，火有温热、向上、光明的特性，心主血脉以维持体温恒定，心主神明以为脏腑之主，故以心属火。我们通过养心来顾护肾脏，中医认为心包括肉体的和精神上的，是一身之主，主宰着人的精神、思想、意识、情感，掌握着人的气血盛衰和思维功能，心对于人的健康起着至关重要的作用，因此我们从养心而护肾。

（2）养脾资肾。脾主土，土的特性，中原肥沃，与土相似。古人称"土爱稼穑"，是指土有种植和收获农作物的作用。因而引申为具有生化、承载、受纳作用的事物，均归属于土。故有"土载四行"和"土为万物之母"之说。脾胃为后天之本，气血生化之源，健脾使气血充足，以达到资养肾脏的目的。

（3）养肺强肾。肺属金，具有清洁、肃降、收敛等作用，肺主一身之气，凡体内之气如宗气、元气、谷气等，无不通过肺的呼吸来调节，通过肺的宣发排出体内的浊气，将津液、水谷精微布散到全身，以濡养肾脏，主肃降又通调水道，使上焦的水液源源下输，下降膀胱使小便通利，滋养肾阴，使下焦的火气敛降下行而温暖肾阳，肺还可以辅佐心君治理调节气血运行，因此补肺可以强肾。

（4）养肝滋肾。肝属木，具有生长、升发、条达舒畅等作用或性质，肝藏血，肾藏精，精血同生，故肝阴和肾阴相互滋养，肝肾相生。肝和肾均内藏相火，相火源于命门。肝和肾虚实密切相关，相互制约，治疗上多兼顾二脏。《医述》："东方之木，无虚不可补，补肾即所以补肝，北方之水，无实不可泻，泻肝即所以泻肾。"所以养肝滋肾。

（5）养精固肾。肾属水，主藏精生髓，精，狭义指禀受父母而储藏于肾的具有生殖作用的精微物质，是先天之精。后天之精来源于水谷等的精微物质，故有"肾者主水，受五脏六腑之精而藏之"。因此，肾精的构成，是以先天之精为基础，又赖后天之精的充养。先后天之精相互资助，相互为用。当机体发育到一定阶段，生殖机能成熟时，则肾精又可化为生殖之精以施泄。因此精在人体起着非常重要的作用，因此我们养好精才能固好肾。中医通过养心健脾，养肺补肝，佐以活血化瘀以达治疗肾脏病的目的。

健康格言：

善养生者，先除欲念。

——《食色绅言》明·龙遵

得神者昌，失神者亡。

——《素问·移精变气论篇》

糖尿病患者的健康长寿之道

翟纪功，中医糖尿病专家，主任医师。中华中医药学会中医临床思维分会常务理事，中国中医药研究促进会内分泌分会常务理事。擅长糖尿病及其急慢性并发症的诊疗。

目前，糖尿病的患病率迅猛增长。2013 年全国调查中 2 型糖尿病患病率为 10.4％，男性高于女性男性 11.1％，女性 9.6％，患病人数位居世界第一，而糖尿病诊疗现状却令人担忧。许多已确诊者虽然治疗了，但未达到控制目标；许多人既无症状又不体检，虽然已患糖尿病，却未得到确诊，更谈不上有效治疗，致使各种并发症肆虐。警惕啊！糖尿病，这个甜蜜的杀手，甚至在不知不觉中吞噬着患者的健康和生命。

那么，患了糖尿病，还能长寿么？那就要看你怎么做了。如果糖尿病控制不良，并发症泛滥，就会影响健康和生命，但如果控制良好，并发症少出来、晚出来甚至不出来，健康长寿肯定是可以的！那么，如何才能控制好糖尿病呢？首先，要早发现、早诊断糖尿病。因为有的糖尿病患者可以没有任何症状，或是能吃能喝不认为是病，或是出现了并发症才去就医，才知道竟然有糖尿病，什么时候得的，谁也不知道。所以，定期体检的重要性就体现出来了，尤其是有糖尿病危险因素的人，定期体检是早期发现糖尿病的重要手段。一旦发现血糖有升高的苗头，就把它扼制住，越早发现，越易控制。其次，一旦确诊糖尿病，就要坦然面对，正规、系统、综合地积极治疗，全面控制。

糖尿病治疗的"五驾马车"，缺哪一驾都不可以。它们是"糖尿病饮食治疗、运动治疗、药物治疗、病情（血糖）监测、糖尿病教育"。饮食及运动治疗是基础，就像盖楼房，地基打不好，高楼也不可能盖起。不少糖尿病患者用了各种药物，但因为管不住嘴、迈不开，血糖无论如何也控制不好。药物治疗是关键，但不是人云亦云，听别人说什么药效果好就去买来用。在这方面许多人走了弯路。糖尿病病友应在医生指导下，根据自己的病情特点、血糖谱特点，制定适合自己的治疗方案，并长期坚持，酌情调整，力求治疗达标。

病情监测，尤其是血糖监测，是糖尿病良好控制的重要保障，是调整治疗方案的重要依据。没有良好的监测，就无法酌情调整方案，更不可能治疗达标。有的糖尿病患者认为确诊后吃上药就万事大吉了，不测血糖，不调整药量，直到并发症出来了，才知道血糖高得惊人，他还很委屈："我一直在治疗呀！"所以，一定要勤监测、勤调整，治疗达标，全面控制。否则，虽然治疗了，也等于没治，还浪费不少钱。我常对患者说："血糖监测的重要性不亚于药物治疗！"但又有多少人能听进去呢？说到底，还是糖尿病教育没有深入人心。对糖尿病的无知，已使多少人付出了惨痛的代价，想来实在心痛。糖尿病病友们，一定要从各种渠道多了解一些糖尿病知识，这完全是为了你自己。用糖尿病知识武装了头脑，你自然就会付诸行动，积极主动地控制好糖尿病，防治各种并发症。

说到糖尿病并发症，许多人都知道，糖尿病可以并发脑血管病、眼病、心脏病、肾病、膀胱、胃肠病、肝胆病、周围神经、血管病、糖尿病足病等等。真是从头到脚啊！还有急性并发症如酮症酸中毒、高血糖高渗状态、低血糖症等，严重者会危及生命的！对于如此一种复杂的全身性疾病，要想防并发症，不是单纯降糖就可以的，除了要求血糖达标，还要求血脂、血压、体重等均达标，全面控制心血管危险因素。有必要提醒广大糖尿病病友，慢性并发症早期可以没有任何感觉，而一旦有了感觉，可能已不是早期，所以，千万不要凭感觉来断定并发症的有无，应该定期进行相关并发症筛查，使并发症被发现于萌芽期，及早得到有效治疗，避免其快速进展。早期治疗，不但效果好，而且花费少；一旦进入并发症晚期，一方面，患者会痛苦不堪，另一方面，治疗费用会大大增加，严重影响患者家庭及社会的生存质量。

总之，对于糖尿病来说，只要早发现，早治疗，治疗达标，全面控制，就能有效防治并发症。病情控制良好，没有并发症或少有轻微并发症，患者就能像正常人一样健康长寿。糖尿病友们，加油哦！

只有延缓卵巢早衰，才能留住青春

王利平，中医妇科专家，主任医师、国家级名老中医崔玉衡学术继承人。兼任河南省中医药学会妇科分会副主任委员。

近年来，由于环境污染、竞争压力、工作节奏加快、生活方式改变等诸多因素影响，女性生殖内分泌疾病发病率呈上升趋势，例如卵巢早衰就是女性生殖内分泌疾病之一。临床上发现有些 40 岁左右女性闭经不行，常伴有绝经期症状。

何为卵巢早衰？通常是指已建立规律月经后的妇女，40岁以前由于卵巢功能衰退，出现持续性闭经和生殖器官萎缩，临床抽血检验常有促性腺激素水平上升和雌激素水平下降。具体表现为发病初期先出现月经紊乱，周期不规律，提前或错后，经期持续时间长，经量增多或减少，潮热、汗出，轻者每天发作数次，严重者十余次或更多，精神低落，易怒、焦虑不安，失眠，及生殖道萎缩，阴道干涩及反复阴道感染，小便困难、尿痛、尿急等症状，骨质疏松表现，如腰背疼痛等症状，我国妇女正常绝经年龄大多在49岁左右，而卵巢早衰出现闭经年龄在40岁以前，甚则20多岁。这给患者身心健康造成极大危害，甚至影响家庭和睦。

一、引起本病发病原因是什么

中医认为本病多由肝郁肾虚、气血不和、精血不足等造成。具体分为以下几个证型：

1. 肾虚、冲任衰少

《素问·上古天真论篇》："女子七岁，肾气盛……二七而天癸至，任脉通，太冲脉盛，月事以时下，故有子。……任脉虚，太冲脉衰少，天癸竭，地道不通，故形坏而无子也。"《医学正传·妇人科》："月经全借肾水施化，肾水既乏，则经血日以干涸"。《傅青主女科》："经水出诸肾"，"经原非血也，乃天一之水，出自肾中"，"经水早断，似乎肾水衰涸"，"肾气本虚，又何能盈满而化经水外泄耶"。月经的产生必须在肾气盛，天癸至，任通冲盛后至，七七则任脉虚，太冲脉衰少，天癸竭而生理性经断。卵巢早衰就是未至绝经年龄而出现过早绝经，本病临床表现与文献叙述的"七七"变化有相似之处。

治法：益肾填精，调补冲任。

方药：《景岳全书》大补元煎加减。

组成：人参、山药、熟地、杜仲、当归、山茱萸、女贞子、旱莲草、淫羊藿、桑寄生。

针灸选穴：肾俞、关元、中极、子宫、腰阳关。

2. 肝郁血瘀

肝肾同源，肝藏血，主疏泄，喜调达，恶抑郁。现代女性工作节奏快，生活压力大，常引起精神紧张及情绪焦虑、抑郁，长期强烈的情志变化，引起肝失疏泄，肾失封藏，干扰"肾 - 天癸 - 冲任 - 胞宫"（下丘脑 - 垂体 - 卵巢）轴的功能。《万氏妇人科》曰："忧愁思虑，恼怒怨恨，气郁血滞，而经不行。"脏腑功能之协调，气机之升降，七情之变化，经血之藏泻，冲任之通，与肝密切相关。肝气郁结，不得宣达，疏泄失调，以致血行不畅，经血不得下，亦致本病。

治法：疏肝理气，活血化瘀。

方药：逍遥散加减。

组成：柴胡、当归、茯苓、炒白术、炒白芍、郁金、合欢皮、香附、川芎、丹参、炙甘草。

针灸选穴：肝俞、太冲、血海、三阴交、足三里。

3. 心肾不交

心肾同为少阴经脉，心属火居上，肾属水居下，肾水必须上济于心，心火必须下降于肾，所谓"心肾相交""水火既济"。今肾水不足，不能上济于心，心火独亢，热扰心神，出现心肾不交。

治法：滋阴降火，交通心肾。

方药：交泰丸加减。

组成：黄连、黄芩、熟地、龟板胶、五味子、山茱萸、茯神、炒白芍、牛膝。

针灸选穴：肾俞、内关、太溪、三阴交。

我们在补肾活血的基础上佐以疏肝解郁、益精填髓、交通心肾等治疗。患者坚持口服 3~6 个月中药，常能使部分患者的月经逐渐恢复正常。

二、如何预防本病呢?

（1）远离辐射。电脑辐射会影响卵子质量，但完全避免电脑辐射又不可能，大多数人以为，换上液晶屏幕就能远离辐射，其实辐射最大的地方不是显示屏，而是电源。

（2）戒烟戒酒。不吸二手烟；每天喝一小杯红酒，卵子活跃性可以提高 20%，红酒中的多酚，可以让卵子更健康，白葡萄酒中的多酚含量比红酒多 10%，也是健康选择。但啤酒中的酵母会"催眠"卵巢，降低卵子活性，还是少喝为妙。

（3）不宜经常熬夜。在肩负着巨大压力的同时，要学会劳逸结合，放松身心，加强体育锻炼，瑜伽、游泳及健走是释放身心压力、保养卵巢、增加骨密度的重要方式。

（4）减少摄入盐类、酒精和咖啡，降低骨质疏松的可能性。

（5）少吃止痛药。止痛药抑制大脑神经，长期服用会"迷惑"神经中枢，对卵巢发出指令的速度降低，卵子活性减弱。

（6）保持每周 1~2 次的和谐夫妻生活，能够使女性拥有一个很好的内分泌环境，有利于卵巢健康。

（7）每天按最大摄入量的一半补充维生素 E 胶囊，它具有增强卵巢功能的作用，还具有抗细胞氧化，防细胞质过氧化的效用，最终起到抗衰老的作用。

（8）治疗卵巢早衰关键是早发现、早治疗。

三、生活和饮食上如何改善呢?

《医学衷中参西录》中讲道：食疗"病患服之不但疗病，并可充饥，不但充饥，更可适口，用之对证，病自渐愈，即不对证，亦无他患"。中医的食疗法，是在中医药理论的指导下，利用食物防治疾病，或促进病体康复的一种传统治疗方法。

平素手足不温、腰膝酸软、小腹欠温者，可服用当归生姜羊肉汤，或在炖肉之时加入少量肉桂，以补火助阳，益肾填精。平素带下清稀量多，神疲乏力者，可用山药、莲子熬粥，以健脾益气，祛湿止带，生活中不可过于劳累。平素容易上火，出现潮热盗汗、心烦易怒者，可用枸杞、百合、银耳、冰糖、雪梨熬粥服用，起到滋阴降火、生津止渴的作用，夏季可用菊花泡水，或服用绿豆粥，注意运动后、大汗出后及时补充水分，避免食用瓜子、辣椒等辛辣伤津之品。平素面色紫黯、舌下脉络瘀曲、月经有血块、手掌鱼际青紫者，可坚持每天一小杯红酒，或每天一小勺三七粉，或用红花泡脚，以调理气血，舒经活络。平素心情抑郁，可用月季花、玫瑰花泡茶，注意调畅情志，必要时进行心理疏导。

四、如何早期发现自己卵巢功能下降呢?

月经异常是观察卵巢功能的重要指标，也是女性最易观察，最易发现的异常情况，这是因为体内雌激素水平降低，直接影响到女性月经来潮。从中医的角度来看，卵巢早衰主要由于肾精不足，冲任亏损，肾气衰败导致月经断绝，冲任不足则地道不通，血海不能满溢，故月经不潮。临床上很多卵巢早衰的女性患者，其前期表现就是从月经失调，月经周期延后，月经量少，月经稀发，经期逐渐缩短，而最终继之闭经。导致提前进入绝经期。而月经量持续减少，多数意味着女性雌激素水平降低，卵巢功能减退。卵巢早衰的闭经患者中，有的人是在规律的月经后突然闭经，有的是停避孕药或分娩以后闭经，有的则在闭经之前表现为月经周期及经期的紊乱。还有部分患者因不孕就诊而发现卵巢早衰！因此，若发现自身有月经不调、闭经、不孕等症状，要警惕卵巢早衰的风险，应及时到医院就诊，结合实验室检查结果得出诊断，运用中医药进行综合调理。

卵巢是女性重要的生殖器官，卵巢功能正常是女性身体健康、生活幸福的前提条件，一旦卵巢功能下降，机体内分泌水平出现异常，就会出现各种不适，如月经失调、闭经、潮热盗汗、阴道干涩等症状，继而引起身心疾病。延缓卵巢早衰是女性保健的重要组成部分，只有延缓卵巢早衰，才能留住青春，使女人如花般美丽健康。

如何预防静脉曲张

赵文学，外科专家，主任医师、中华医学会外科学会常委。擅长甲状腺、乳腺、肝胆等疾病的手术治疗及周围血管疾病、糖尿病足的诊治。

大隐静脉曲张早期表现为下肢浅静脉呈蚯蚓状瘀曲扩张，站立时腿部酸胀不适和疼痛，行走或平卧时消失。主要是由于先天性血管壁膜比较薄弱或长时间维持相同姿势很少改变，血液蓄积下肢，在日积月累的情况下破坏静脉瓣膜而产生静脉压过高，导致血管突出皮肤表面等症状。常多发于孕妇、教师、交警、纺织女工等长期站立工作者。早期的症状是：长时间站立后，腿酸胀不适，容易疲劳、乏力；一般来说早晨起床时症状较轻，工作忙碌一天后，晚上症状加重；有的患者在足踝内侧会有麻木和轻度的疼痛感；双小腿有类似蚯蚓状蓝色的曲张静脉团块。后期的症状是：双腿长时间站立后酸胀感很重，甚至影响工作；双小腿布满曲张静脉团；出现足踝的湿疹、溃疡，由于静脉曲张发展到中晚期出现足踝部的溃疡，久不愈合，即所谓的"臁疮"，又称"老烂腿"。从心理和生理上都给患者造成了很大的负面影响，严重影响生活质量。

目前治疗静脉曲张的方法如下。

（1）物理治疗：具体的方法包括：抬高肢体，弹力绷带包扎，穿弹力袜和气囊脉动挤压泵等。

（2）药物治疗：中药泡洗治疗，其基本原理是增强静脉张力、改善静脉通透性、减少渗出。药物作用可以明显缓解静脉瘀血引起的症状，预防并发症，改善静脉瘀血。

（3）手术治疗：也是主要的静脉曲张的治疗方法。其基本原理是去除或者闭合病变的静脉，因为这些静脉内瓣膜已经破坏，血液倒流，不仅起不到正常回流血液的作用，反而使血液倒流或在局部形成死循环。手术治疗的经典方法是大隐静脉高位结扎主干抽剥加曲张分支静脉剥脱。近年来，出现了不少新方法，包括激光内凝、射频、微波和硬化闭合等，其基本原理是将原本需要手术剥除的静脉通过物理热力（激光、射频、微波）或化学（硬化）的方法，使其闭合，达到阻断静脉倒流和死循环的目的。

（4）硬化剂治疗：注射封闭——所谓"打针"指的是局部硬化剂注射、封闭血管。但由于复发率高，并发症多，目前国内正规大医院已不再采用。

治疗的方法虽有很多，但是大隐静脉曲张最重要的还是要预防！预防静脉曲张有如下好方法。

（1）定期锻炼，特别是游泳可以改善血液循环。

（2）将双脚垫高以及轻柔的腿部按摩。

（3）高纤维饮食。

（4）补充维生素 C、维生素 E 或其他抗氧化剂。

（5）一些简单的小活动，可以舒缓静脉曲张，阻止病情恶化。

（6）避免长时间站立，并锻炼小腿肌肉：工作间隙经常踢踢脚、勾脚、蹲起等活动可以收缩小腿肌肉。

（7）睡眠时，把双脚轻轻垫起，促进双脚血液流动，舒缓静脉的压力。

（8）可以穿医用压力袜。

（9）若下肢小腿出现瘀积性皮炎、浅静脉炎引起的肿痛甚至溃疡，需要到正规医院专科门诊就诊。

阴阳"和合"思想
防治心病有新招

闫辛，中医心血管病专家，主任中医师。河南省中医药学会心血管内科学组委员。擅长诊治高血压、心脏病、哮喘、肺气肿等。

"和"指和谐、和平、祥和；"合"指结合、融合、合作。中医阴阳"和合"思想，是指人与自然界以及人本身都需保持阴阳平和的状态。这种思想不仅是中医学基本理论的基石，也是中医学防治疾病的手段和目的，尤其在心血管疾病防治中有着重要的指导作用。

1. 饮食、起居、运动要"法于阴阳，和于术数"

饮食有节，不可过饱，避免伤及肠胃，压迫心脏，防止肥胖。各种食物，应杂而服之，以补益精气，不可偏食。切忌酗酒、生活无规律暴饮暴食。食物有寒、热、温、凉之性，夏季宜寒凉，如选用菊花茶、绿豆汤西瓜汤、荷叶粥等。冬季宜温热，如选用姜、葱、蒜之类食物，以及狗肉、羊肉等。起居应顺应四季阴阳变化，春夏宜夜卧早起；秋季应早卧早起；冬季应早卧晚起。清晨锻炼，醒后要"赖床"5分钟，起床后先在室内做一些轻微活动，不宜过早，活动强度不宜过大，晨练后不宜过早洗热水澡，切忌空腹及雨雾天晨练。

2. 用药应辨证促使体内阴阳平和

近年来中成药及中药注射剂品种较多，使用时应注意四时阴阳变化，因时、因地、因人制宜。

芳香温通药物，药性偏温，属"温开"芳香开窍药，对于气虚胸阳痹阻的冠心病患者最为合适。如属痰热壅痹或阴虚的患者，则需加服清热化痰或养阴之品，以免出现唇干舌燥、心烦、口渴、喉痛、便秘等症状。此类药中所含乳香、苏合香、冰片对人体消化道有较强的刺激作用，因此冠心病合并食道炎及胃肠疾患者应慎用。

活血化瘀药物，可化瘀通络缓急止痛，多用于胸阳痹阻患者，但过用则伐气。若伴心气不足者应加以补气药，益气化瘀。

益气养心药物，主要用于气虚之人，凡有瘀、火、痰、阴虚阳亢之人不宜服用。

宁心安神药物，多含有朱砂，不宜长期服用，尤其脾虚腹泻患者应慎用。

中药注射剂，不宜两种以上药物混合使用，应严格掌握适应证，详细阅读药物说明书，先缓慢静滴，注意观察，防止药物反应，注意证、病结合。

中医治法虽有"八法"，但从广义讲都属于"和法"，补虚泻实其目的是使阴阳达到和合。用药之时切记，补益之药宜轻宜缓，宁可再剂，不可重剂；泻实之药宜速宜重，中病即止不可妄用。因人体本身有"自和"的机能。

养生格言：

酒色财气诗

宋朝和尚佛印写了一首酒色财气诗：

> 酒色财气四道墙，人人都在里边藏，
> 若是谁能跳过去，不是神仙也寿长。

苏东坡见了和诗道：

> 饮酒不醉最为高，见色不迷是英豪，
> 世财不义切莫取，和气忍让气自消。

王安石见了和诗道：

世上无酒不成礼，人间无色路人稀，

民为财富才发奋，国有朝气方生机。

宋神宗和诗道：

酒助礼乐社稷康，色育生灵重纲常。

财足粮丰国家盛，气凝大宋如朝阳。

谈谈胃炎怎样防治

谷慧敏，消化病专家，主任医师。中华医学会消化病学分会委员。擅治脾胃病、心脑血管病等内科疑难杂症。

胃炎是消化系统常见病、多发病。多因感受寒湿，或喜食辛辣甜腻之品，或饮酒较多及精神紧张所致。中医辨证大多为中焦湿热或中焦寒湿。中焦湿热者多表现为胃脘痞满、嘈杂、泛酸、呃逆、便干或便溏，舌质红或绛，舌苔黄或黄腻，脉沉弦或弦滑。治疗以清热祛湿为法，方以藿香正气散、藿朴夏苓汤、三仁汤等化裁。用药可选藿香、清半夏、茯苓、茵陈、黄连、黄芩、蒲公英、陈皮、薏苡仁、白蔻仁、厚朴、通草、滑石等。中焦寒湿者多表现为胃脘疼痛、食欲不振、畏寒怕冷、腹泻或食后腹胀。舌质淡或暗淡，苔白或白腻，脉沉弦或沉迟。治疗以温中健脾，散寒化湿为法。方用厚朴温中汤、平胃散、实脾散等化裁。用药可选白术、茯苓、厚朴、木香、薏苡仁、陈皮、干姜、草豆蔻、苍术、大腹皮等。

中医的特色是治未病。脾胃调理是治未病的重要一环。胃炎的治疗重在平素调养。脾胃为仓廪之官，后天之本，饮食必须通过脾胃的受纳、运化，始能转为气血，营养身体，维持生命。因而，气血的盛衰既决定于饮食来源，又决定于脾胃功能。胃炎患者平素饮食要注意清淡并节制饮食，少食辛辣刺激之品，戒烟限酒，保持心情舒畅，加强体育锻炼。健康的胃、平常的心是防病治病、调摄养生的秘诀。个人体会，在现今社会条件下，节制饮食尤为重要。适当节食，既能保持体内能量代谢平衡，又能满足生理需要、减少疾病的发生，是延缓衰老和健康长寿的养生之道。

正所谓：无求才是安心法，不饱真是祛病方。

胆囊炎及胆结石患者的饮食宜忌

杜云波，结石病专家，主任医师，兼任中国中医药研究促进会专科专病建设工作委员会学组副组长等学术职务。擅长治疗肝内胆管结石、肝总管结石、胆总管结石、胆囊结石等。

胆囊炎的主要发病因素是细菌感染和胆固醇代谢异常。胆结石多由于饮食不当（如高脂饮食或全素食）导致。所以平时的饮食调理对于胆囊炎和胆结石的防护是十分重要的。

1. 饮食三餐规律，切记按时吃早饭

肝脏每时每刻都在分泌胆汁，胆汁通过胆管汇集到胆囊储存并将胆汁浓缩，等到进食时胆囊收缩，排出胆汁消化食物。胆汁经一夜储存，早晨已变得相当浓，进早餐时和进餐后，胆汁会流出消化食物。如果长期不吃早餐，胆汁会愈来愈浓，容易析出结晶形成结石。结石往往刺激胆囊壁形成炎症，故胆结石时常伴有胆囊炎症。

所以平时按时吃早饭对于胆囊炎及胆结石患者是非常重要的。同时三餐规律也可以保证胆囊定期收缩，加快胆汁的新陈代谢。

2. 饮食宜清淡，切勿大鱼大肉

高脂、高糖饮食可使血中胆固醇升高。此类人群患胆石症的可能性比其他人要高 5 倍以上。对于胆囊有炎症的患者，高脂食品，如肥肉和油炸食品等进入胃肠后，需要大量胆汁进行消化，这必然促使胆囊收缩，可诱发胆囊疼痛，加重胆囊炎症，甚至可能诱发胆绞痛。所以平时饮食应以低脂肪、低胆固醇为主，另一方面多进食蛋白质（每日约 50 克）、维生素及钙、磷、铁等矿物质含量高的食物。特别是急性胆囊炎发作期，应以高碳水化合物、低脂肪的流质饮食为主。可以适当食用瘦肉，鸡、鸭、鱼等，忌食肥肉、各种动物内脏、煎炸类食物等。蛋类中，不宜吃咸鸭蛋、鹌鹑蛋（胆固醇含量比较高），要少吃或不吃蛋黄；可以喝脱脂牛奶、酸奶；烹调油应用植物油，如花生油、芝麻油、玉米油、豆油等，而且用量要少。植物油可降低胆固醇，又可促使胆固醇转化为胆汁酸，防止结石形成。

3. 饮食宜软不宜硬，切勿暴饮暴食

胆汁经十二指肠乳头部流入肠道，参与食物消化。暴饮暴食或饮食辛辣刺激食物或饮食生冷偏硬食物可能会刺激十二指肠乳头导致十二指肠乳头充血水肿。胆汁排泄不畅，可引发胆绞痛。故饮食注意清淡，忌食辛辣。总结来说，患者平素饮食要清淡易消化，忌食辣椒、大蒜、胡椒等辛辣之品。

4. 保持大便通畅

粗纤维食物富含纤维素，能吸收肠道内的一部分胆固醇，将它排出体外，减少人体对胆固醇的吸收，从而降低了胆汁和血液中的胆固醇浓度，能预防胆结石的发生。另一方面，粗纤维食物会促进

肠蠕动，加速胆汁排泄，故平时要多吃纤维多的蔬菜或水果。胆囊结石及胆囊炎患者要保证每天大便通畅。可以吃胡萝卜、白萝卜、芹菜、荠菜、茼蒿菜、白菜、苋菜、卷心菜、花菜、香椿芽、冬瓜、番茄、玉米须等。忌食韭菜、大蒜、土豆、川辣椒等。

5. 多饮水，多运动

胆汁是由肝细胞生成的，肝脏每天可分泌胆汁 800~1000 毫升，肝细胞不断分泌胆汁，在非消化期间胆汁贮存于胆囊内，在消化期间胆汁排入十二指肠。胆汁的生成需要水的参与，平时多饮水，有助于保持胆汁稀释，另一方面，多喝水能促进胃肠运动，间接促进胆汁排泄。缺乏体育运动，特别是长期静坐，体力劳动少，会使胆囊收缩能力下降，导致胆汁过度浓缩。所以多运动可促进胃肠运动，也有助于胆囊收缩，促进胆汁分泌及排泄。运动也可以促进血液循环，有利于胆汁的新陈代谢。多饮水、多运动对于胆囊疾病患者是非常有必要的。

结语　　胆囊炎、胆石症患者，平时要少吃油腻食物，避免暴饮暴食。在胆绞痛发作期，应卧床休息，禁食含脂肪的食物，以米汤、稀粥为宜，饮食宜少吃多餐。发作期严重者应禁食，立即送医院做综合治疗。

治疗总的原则是：静止期以溶石排石治疗为主；发作期以抗感染、增进胆汁排泄和对症治疗为主，必要时手术治疗。

胆囊炎及胆结石患者治疗要严格遵循医嘱，不要自己诊断、治疗。以免耽误病情。保持心情开朗，规律作息，规律饮食，饮水运动，定期体检，规范治疗，是胆囊疾病患者的基本保健方法。

冠心病患者应如何选择
食物与运动

朱琳，中医呼吸病专家，主任医师，中国民族医药学会呼吸分会常务理事。擅治慢性支气管炎、肺气肿、慢阻肺、肺心病、呼吸衰竭、冠心病、高血压、心力衰竭等心肺系统疾病。

冠心病一直以来是威胁中国病患的重要疾病之一，近年来随着人们生活方式的改变，生活水平的提高，冠心病的发病率逐渐攀升，而且呈现出年轻化的趋势。因其发病率高，死亡率高，严重危害人类的身体健康，从而被称作是"人类的第一杀手"。

1. 什么是冠心病？

心脏是一个 24 小时不停工作的脏器，在给其他脏器供血的同时，自己也需要充足的血液供应，给心脏供血的血管在其顶部环绕近一周，像是一顶王冠，因此称为冠状动脉，简称冠脉。

冠心病是指：冠状动脉（供给心脏血液的血管）发生严重粥样硬化或痉挛，使冠状动脉狭窄甚至阻塞，从而导致心肌缺血、缺氧。当管腔狭窄程度超过 50%~75% 的时候，机体在激动、劳累等情况下无法代偿就会出现以胸痛为主要表现的各种临床症状，这就是冠心病。

2. 哪些人容易患冠心病

目前认为本病发生的危险因素有：

（1）年龄和性别：45 岁以上的男性，55 岁以上或者绝经后的女性。

（2）家族史：家族中有在年龄小于 50 岁患本病者，其近亲得病机会可 5 倍于无这种情况的家族。

（3）血脂异常：低密度脂蛋白胆固醇 LDL-C 过高，高密度脂蛋白胆固醇 HDL-C 过低。

（4）高血压，糖尿病，吸烟，肥胖，痛风，不运动，脑力劳动者等。

3. 冠心病一般有哪些症状

许多冠状动脉出现病变的病患，特别是女性，没有什么明显症状，因此容易被忽略，延误病情。不过下述症状的出现提示你可能患有冠心病，包括：

（1）疼痛，特别是胸骨中上段后方的疼痛，就感觉像被人往胸口重重地打了一拳，疼痛可能逐渐加剧甚至让你喘不过气来。这种疼痛还能放射到上臂（特别是左上臂）、肩部、背部、脖子、下巴、牙齿或上腹部等部位。这种以胸骨后压榨样疼痛为主要表现的疼痛，就是心绞痛；

（2）上腹痛、恶心、呕吐、打嗝或烧心等容易和胃肠道疾病混淆的症状；

（3）频繁发作的心跳加速或心律不齐，伴有头晕目眩、大汗淋漓等。

4. 如何选择食物与运动

冠心病的防治除药物治疗外，应该从人们的生活习惯、运动和饮食等多方面着手。

首先，应该养成良好健康的生活习惯，合理安排自己的生活起居，合理的饮食结构，健康有益的运动方式以及保持良好的心态，拥有健康的生活态度。

其次，在运动方面：适当的锻炼或运动能改善心脏血液灌注，增加冠状动脉的侧支循环的建立，起到保护和改善心脏功能的作用。但冠心病患者在运动过程中应遵循以下原则：

（1）运动前后避免情绪激动。情绪激动增快心率，增加心肌耗氧量，增加心血管事件发生概率。

（2）运动前不宜饱餐。因为进食后人体内血液体供应需重新分配，流至胃肠帮助消化的血量增加，而心脏供血相对减少，易引起冠状动脉相对供血不足，从而诱发心绞痛。

（3）运动要循序渐进，持之以恒，平时不运动者，不要突然从事剧烈的运动。

（4）运动时应避免穿得太厚，影响散热，增加心率。心率增快会使心肌耗氧量增加。

（5）运动后避免马上洗热水澡。因为全身浸在热水中，必然造成广泛的血管扩张，使心脏供血相对减少。

（6）运动后避免吸烟。有些人常把吸烟作为运动后的一种休息，这是十分有害的。因为运动后心脏有一个运动后易损期，吸烟易使血中游离脂肪酸上升和释放儿茶酚胺，加上尼古丁的作用而易诱发心脏意外。

最后在饮食方面：遵循合理的膳食原则对防治冠心病至关重要。防治冠心病的合理膳食原则为：应注意选择一些脂肪和胆固醇含量较低，而维生素、食物纤维、无机盐和微量元素较多的，并有降血脂、抗凝血作用的食物。具体可从以下几类食物来选择：

（1）可以多进食的食物有：①各种谷类，尤其是粗粮；②豆类制品；③蔬菜，洋葱大蒜、金花菜、绿豆芽、扁豆等；④菌藻类，如香菇、木耳、海带、紫菜等；⑤各种瓜类、水果及茶叶。

（2）可以适当进食的食物：①瘦肉，包括瘦的猪肉、牛肉和家禽肉（去皮）；②鱼类，包括多数河鱼和海鱼；③植物油，包括豆油、玉米油、香油、花生油、鱼油、橄榄油；④奶类，包括去脂乳及其制品；⑤鸡蛋，包括蛋清、全蛋（每周2~3个）。

（3）少食或忌食的食物：①动物脂肪，如猪油、黄油、羊油、鸡油等；②肥肉，包括猪、牛、羊等肥肉；③脑、骨髓、内脏、蛋黄、鱼子；④软体动物及贝壳类动物；⑤糖、酒、烟、巧克力等。

从生活中的点滴做起，健康生活，健康运动，健康饮食，使自己的身心更健康！

养生有道防内障，科学护眼永光明

王鑫，中医眼病专家，主任医师，中华中医药学会眼科分会委员，擅长白内障、青光眼及青少年近视、弱视等。

随着中国老龄化社会的来临，作为老龄化疾病的代表——白内障越来越让人们熟知。白内障最早记载于《外台秘要·出眼疾候》中，在《证治准绳·杂病·七窍门》中，对晶珠完全混浊的圆翳内障尤为准确，说："瞳神中白色如银也……重则瞳神皆雪白而圆亮"；在古籍中根据不同表现所给予的不同名称，称为"浮翳、冰翳、枣花翳"等。

1. 什么是老年性白内障

老年性白内障是指随着年龄增长而晶体逐渐混浊所导致的视力缓慢下降，终致失明的眼病。对于早期的白内障，只要发现及时，认真保养，其会停留在某一阶段，不再发展或减缓发展，对视力影响不大。反之，如满不在乎，又不注意保养，会使白内障进展加快，甚至到非手术不可的程度。

2. 怎么知道自己的晶体开始混浊了呢

（1）没有任何疼痛地视物逐渐模糊或出现重影。

（2）以前花眼，近期眼镜不合适了，去配镜不但不花，反而近视了或者经常更换眼镜。

（3）看灯光时会有光晕或光圈出现。

出现以上情况就要到医院检查了。

3. 如何才能让白内障发展得慢些

（1）要注意生活上的调养。脾气、性格要开朗，食宿起居要规律，注意劳逸结合。

（2）老年人由于晶状体的弹性减退，睫状肌的调节力减弱，看书或写字时间长一些会引起眼胀痛，甚至头痛不适。因此，阅读和看电视的时间应适当控制，每隔一小时应到户外活动或闭眼休息，晚上或光线较差时，不应看书时间过长。

（3）尽量避免紫外线照射。春夏季来临，做好眼睛防晒，要有防护眼镜、遮阳伞，避开骄阳。

（4）饮食上应多喝水少食盐；人眼中的维生素 C 含量比血液中高 30 倍，多吃蔬菜、水果、多吃富含维生素 C、维生素 B 族、维生素 E 及微量元素硒的食物，忌烟忌酒，避免暴饮暴食；限制热量摄入，过度肥胖者比正常体重发病率高 30%。

（5）糖尿病患者要稳定地控制血糖水平。

（6）戒烟：吸烟者白内障发生率明显高于不吸烟者。

（7）每天晨起或睡前，取坐或立式，闭目，同时双手掌快速摩擦揉搓，约半分钟便会感到发热发烫，随即迅速将双手掌按抚于双眼上，待热感不明显时，再如法重试一次，每日如此循环 10 次左右，可有通经活络，改善血液循环之作用。或者自然站于窗前 2~3 米外，双眼依次注视 4 窗角，顺时针方向、逆时针方向反复交替，共反复数次，可舒筋活络、明目。

（8）护眼茶饮：芝麻枸杞茶。沙苑子 10 克，菟丝子 10 克，黑芝麻 12 克，枸杞子 20 克，首乌 15 克，泽兰 10 克，食盐 10 克。作法：

食盐炒热，加入枸杞续炒至发胀，即筛去食盐取枸杞与余药煎煮约12分钟，再浸泡10分钟，滤去渣，代茶饮用。功能：补精明目。

（9）中药药膳：枸杞粥。枸杞子30克，蕤仁肉10克，粳米100克。制作：将3味药材洗净，同时入锅，用清水150克，文火煮成粥。功效：补益肝肾，益精明目。适宜于肝肾亏虚型体质者：视物模糊，头晕耳鸣，腰膝酸软，舌淡脉细，或面白畏冷，小便清长，脉象沉弱等象。

对早期白内障还未影响视力时，应积极给予防护、治疗，根据每人体质之不同辨证给予茶疗、药膳甚至口服中药如口服驻光明目片、石斛夜光丸等配合局部点谷胱苷肽、卡他灵眼药水；治疗要持之以恒，不间断。对有屈光改变者，应到医院检查，佩戴合适的眼镜，提高生活质量。

对于白内障引起的视力下降低于0.5~0.3以下者，对比敏感度下降，自己感觉影响生活；糖尿病患者需进行眼底治疗的；高度近视或继发青光眼的均可考虑手术复明。

远离颈椎病的自我保健"小窍门"

朱恪材，疼痛科专家，主任医师，中华中医药学会民间特色诊疗技术研究分会副主任委员。擅长整脊手法治疗颈椎病、腰椎间盘突出症等脊柱疾病。

颈椎病是一个严重影响人们健康的常见疾病。在世界卫生组织公布的《全球十大顽症》中，颈椎病排序第二，仅次于心脑血管疾病。在全球60多亿人口中，患颈椎病人群高达9亿。我国颈椎病的发病率约为 17.3%，估计全国有 2 亿多患者，每年用于颈椎病治疗的费用高达 5 亿多元。

颈椎病也叫颈椎综合征，主要是由于颈椎椎间盘的退行性改变，导致颈部神经（包括脊神经、交感神经和中枢神经的脊髓）、椎动脉、骨关节和软组织受到刺激和压迫而发生的一系列临床表现的统称。

颈椎位于脊柱的最上端，在活动较多的头颅和相对固定的胸椎之间起着连接和支撑的桥梁作用，而椎间盘在椎体之间起着垫子和维持椎骨间平衡的作用。椎间盘容易受损伤，更容易老化、退变而失去其功能，导致椎体间滑移不稳，波及椎体周围的韧带、肌腱、肌肉也失去相互间的平衡关系和功能的协调，久而久之，椎骨产生骨刺，韧带产生钙化变性，肌腱、肌肉产生痉挛、挛缩，颈部的血管、神经受到牵连和刺激，产生调节和功能障碍。如椎间盘退变常会出现颈部僵硬、肩背酸沉、手麻等；若脊神经受影响多会出现颈肩和上肢疼痛、肩部发凉、手麻木等；若椎动脉受影响多会出现头晕、头痛，严重者会天旋地转，突然摔倒，恶心、呕吐等；若交感神经受影响则会出现头晕、头痛、记忆力减退、失眠、心烦易怒和视物不清、眼睛发胀、血压升高、心慌，甚至心绞痛等几百个症状，有不少患者怀疑患上了神经官能症、抑郁症、更年期综合征等；若脊髓受到刺激和压迫则会出现手无力，拿东西易掉，下肢沉重，行走困难，严重者，则会发生截瘫、偏瘫、四肢瘫和单瘫等瘫痪症状。

近年来，随着智能手机和电脑的普及，玩手机、看电脑，不知不觉一整天，"低头族"一词应运而生。随着"低头"时间越来越长，一向称为中老年"专利"的颈椎病也找上了年轻人。所以颈椎病一定要早防早治。

注意运用以下预防颈椎病的小窍门，可使您远离颈椎病的困扰。

窍门一：吃出健康的颈椎

充分的营养供应是保证颈椎健康基础。饮食调理应以补肝肾，强筋骨为原则，宜适当多进食一些高蛋白和高钙的食物，如鱼虾和鸡肉、鸭肉、牛奶、豆制品，以及黑芝麻、黑木耳、黑豆等。另外注意多吃新鲜蔬菜和水果，补充足量的维生素。

窍门二：注意颈部防寒

颈部受寒邪血管会收缩，血流变得缓慢，使局部肿胀、缺血，损伤颈椎，导致颈椎发病。颈部防寒要注意，冬季外出时必须穿高领衣服或佩戴围巾，防止颈部受凉。夏季避免电风扇和空调冷风直接吹颈椎，特别年轻人运动后严禁用凉水冲凉而给颈部造成伤害。白天户外活动、锻炼之后要及时添加衣物，以免感受风寒之邪。晚上可进行颈部热敷以便温经通络，驱除寒邪，缓解局部肌肉紧张。

窍门三：选好枕头，避免睡眠对颈椎造成伤害

睡眠是人类不可缺少的一种生理现象。人的一生中，睡眠占了近 1/3 的时间，它的质量好坏与人体健康与否有密切关系，由此可见睡眠对每一个人是多么重要。睡眠时若枕头不合适就会对颈椎造成伤害。枕头的高度以（肩宽 - 头宽）÷2 为宜，宽度以枕部到肩的距离，长度，以睡着翻身时，头颈不会滑落到枕外为好，质地以软硬度适中，稍有弹性为度，不可太硬，也不可太软，可选用适合自己的颈椎枕，也可自制黄豆枕、荞麦枕和蒲绒枕等。再者，要克服不良习惯，如趴在办公桌上睡觉、坐位睡觉，把沙发扶手当枕头睡觉等。

窍门四：克服不良姿势，保证颈椎健康

大量统计表明，低头工作者的颈椎病发病率特高，包括办公室人员、教师、会计、家务劳动者、刺绣女工、流水线上的装配工等。长时间打麻将，躺在床上和沙发上扭脖子看电视，高枕或长时间低头玩手机、平板等都会在不知不觉中对颈椎造成伤害，所以，日常一定避免长时间的不良姿势，每 50 分钟左右让颈椎活动一次，

夜晚睡眠时要避免高枕，以保证颈椎健康。

窍门五：科学适量地活动

"生命在于运动"，日常我们一定要注意颈部的运动，如坚持做颈椎操、八段锦、做广播体操、练习太极拳、游泳等，通过适当的锻炼让颈椎保持良好的状态。

窍门六：颈椎常保健

颈椎是人体的关键部位，所以要经常保健，使其保持健康的状态，如经常做颈部的自我按摩、穴位的点按、刮痧、艾灸、牵引、热敷等中医保健，以通经络、祛寒湿、畅气血。

做到八个要，痔疮不打扰

靳胜利，中医肛肠病专家，主任医师，师从国家级名中医、中华中医药学会肛肠分会田振国会长，中华中医药学会肛肠病分会全国肛肠学科名专家。发表专著 3 部、论文 10 篇。

俗话说，十人九"痔"，可见痔疮发病率还是非常高的，临床发病率达到 50% 以上的，而且女性多于男性。许多患者得了痔疮，往往不知如何应对，有些人羞于看医生，自己在家用药；有的随便找诊所、社区医生检查开药；还有人认为痔疮手术后容易复发；多数患者惧怕疼痛，甚至听信痔疮手术是"天下第一痛"的说法，不敢看医生。而现实中，随时现代科技及医疗技术的不断进步，痔疮的治疗早已进入微创化、无痛化时代。

首先，来给大家科普一下痔疮的发病因素。

常见的原因：①直立行走，久坐久站；②排便习惯、腹泻及便秘；③女性的怀孕、分娩；④遗传因素；⑤反复炎症感染；⑥饮食辛辣刺激食物。其他诱发因素，如过度负重、慢性支气管炎、肺气肿、前列腺肥大、职业因素等，也会促使痔疮发生。

中医认为本病的发生多与风、湿、瘀及气虚有关，加之脏腑本虚，风燥湿热下迫，瘀阻魄门，瘀血浊气结滞不散，筋脉横解，导致脏腑功能失调而成痔。临床有风伤肠络、湿热下注、气滞血瘀、脾虚气陷等证型。

痔疮常见的危害有哪些？

（1）导致贫血：以便血为主要症状的痔疮患者，日久往往出现贫血。如果得不到及时治疗，随着患者的失血量的增加，会出现面色苍白、乏力、头晕、虚弱、久坐久蹲后突然站立，可导致虚脱或晕厥。

（2）导致皮肤瘙痒湿疹：由于痔块脱出及肛门括约肌松弛，黏液流出肛门刺激皮肤，而导致皮肤瘙痒和肛门湿疹。

（3）影响肛门功能：痔疮如不及时治疗，病灶不断加重，形成脱肛、直肠黏膜脱出，使肛门括约肌松弛，甚至部分失禁。

（4）妇女患者会引发妇科炎症：如果痔疮出血或发炎往往会导致细菌大量繁殖，引发各种阴道炎、尿道炎、膀胱炎、附件炎等妇科炎症。

（5）降低生活质量：出血、脱出、潮湿、瘙痒加之疼痛等不舒适感，长久会而影响生活质量。

（6）易掩盖直肠癌：不少人把肠癌的出血当作是痔疮出血，结果延误治疗时机，等到就医时往往已是中晚期。

那么，痔疮应该怎样预防呢？

这里教给大家一套预防痔疮8要素：

（1）要清淡、高纤维饮食，少食刺激性食品。蔬菜、糙米、杂粮、海藻类等含有粗纤维较多，能够形成明显的食物残渣，使大便松软，每天饮水 2000~3000 毫升，肠道濡润，大便才能通畅。酒类、辣椒、生姜、芥末等刺激性食品容易刺激胃肠，在排泄的时候会刺激肛门，诱发便血或炎症，所以应尽量避免此类刺激性食品。

（2）要保持肛门清洁。肛门部位很容易诱发炎症瘙痒。清洁肛门的时候，用温水要比用手纸好。特别是内痔患者，用坐浴盆或局部轻柔冲洗会更好。注意不要用肥皂。水洗后保持干燥。

（3）要保证排便不超过10分钟。排便时间不超过10分钟，最好3分钟以内。正常情况下，大便在1分钟内就会出来，所以从坐到马桶，开始排便，到离开马桶，这个过程最好控制在3分钟内。如果感觉仍有残留的大便没有出来，那也先起来，等有便意的时候再去洗手间比较好。

（4）要避免久站久坐。长时间坐着驾驶或者工作，会对肛门持续产生压迫，容易形成痔核。为了防止得痔疮，最好在坐着或站着工作2小时后，躺5分钟休息休息，或做些提肛、倒立等简单的活动。

（5）要经常顺时针用手按摩腹部。顺时针用手按摩腹部，可以促进肠蠕动，有助于调和肠胃，助消化、预防和治疗便秘。

（6）要保持腰部和臀部暖和。腰部和臀部冰冷的话，肛门周围的血液循环就不畅。所以应该多穿衣服保持温暖。紧身衣会影响局部循环，加重肛门疾患，所以最好穿宽松的衣服。

（7）要每天温水坐浴，适当提肛运动。尝试每天用40度左右的温水坐浴，将臀部浸泡10~15分钟，平时可以适当做些提肛运动，吸气时像忍大便一样，肛门收紧上提，持续5秒钟左右，呼气时肛门自然放松，一提一松，反复进行。

（8）要避免便秘及腹泻。患上便秘，患者通常会在马桶上坐较长时间，用力排便，所以应该避免便秘；同样，腹泻也会刺激肛门，所以一旦发现症状，就应立即诊治，避免发生更严重的疾患。

中医治病特色在于整体观念和辨证论治，根据患者体质及病变部位的不同，临床上辨证选取一些治疗本病的单方、验方内服，配合中药外敷、熏洗等，可使药物直达病所，起到益气养血、疏通经络、祛瘀生新、清热解毒、消肿止痛、润肠通便等作用，亦可取得良好的效果。

随着医学科技的发展，先进的无痛微创疗法已经广泛地应用于肛肠疾病的诊疗过程中，其中 PPH、RPH、TST 等新型痔疮治疗技术，对内痔、混合痔、环状痔、严重脱垂痔、脱肛等都有着非常理想效果。

目前创口更小的治疗技术"痔软化注射疗法"，几乎达到无创伤，疗效确切，不留瘢痕，不留后遗症，甚至可以达到随治随走，特别是对于有凝血系统障碍、血小板减少、瘢痕体质、严重贫血、年老体弱、合并多种慢性病、工作繁忙及不耐受手术者，更能显示出其独特优势。

糖尿病足患者如何保全肢体

王志强，中医糖尿病足病专家，主任医师，全国中医药创新骨干人才，任中华中医药学会糖尿病分会委员，擅长治疗糖尿病及其急、慢性并发症及内科疑难杂症。

糖尿病足是糖尿病常见并发症之一，是由神经病变、血管病变和感染等原因相互作用所导致的。常因足部感染引起足及下肢坏疽，表现为足部麻木、感觉迟钝发凉、疼痛、感染、溃烂、坏疽等。据中华医学会糖尿病分会最新调查显示，目前我国约有糖尿病患者 1.14 亿人，高居世界糖尿病总人数首位，发病率高达 10.9%，其中约 15% 的糖尿病患者可能发生糖尿病足。

一、糖尿病足的危害是什么

糖尿病足是糖尿病的严重并发症，在全世界，平均每30秒就有一个人因糖尿病失去足；在糖尿病足患者中15%需要截肢；下肢截肢的患者术后生存率相对较低，3年生存率和5年生存率约为50%和40%；全世界截肢者中有70%由糖尿病引起；糖尿病患者85%的患者截肢原因是足溃疡，糖尿病患者截肢的危险性较非糖尿病患者增加5~46倍，因此糖尿病足部病变是糖尿病最可怕的严重并发症之一。糖尿病患者因血糖黏度高、血液循环差，一旦脚部出现伤口，就容易感染且不易愈合，由于糖尿病足患者下肢没有知觉，有的患者洗脚时被水烫伤、睡觉时被暖水袋烫伤都不知道，伤口严重感染无法愈合，只有选择截肢。如果发现自己有糖尿病的症状，应及时到正规医疗机构检查治疗，做到早发现、早治疗，以免出现糖尿病足等严重并发症。

二、糖尿病足患者要做哪些检查

糖尿病足患者一般需要做以下检查以判断病情轻重：

（1）神经系统检查：可以测神经传导速度，目的是了解患者是否仍存在保护性的神经感觉。

（2）皮肤温度检查：检查皮肤对温度变化的感觉，反应神经功能是否受损。

（3）压力测定：通过测定脚不同部位的压力，了解患者是否有脚部压力异常。

（4）周围血管检查：最简单的方法是用手来触摸脚背或胫后动脉的搏动来了解脚部大血管病变，波动消失提示有严重的大血管病变，需进行下一步检查血管超声检查、踝动脉－肱动脉血压比值、血管造影、血流变学检查。

（5）溃疡合并感染的检查：用探针探查怀疑有感染的溃疡，如发现窦道，探及骨组织，要考虑骨髓炎；同时用探针取溃疡深部的标本做细菌培养，增加培养出感染细菌的特异性。深部感染或骨病变还可用 X 线平片、同位素扫描或磁共振检查等方法鉴别。

三、如何预防糖尿病足

预防糖尿病足的发生、发展非常重要。提醒广大糖尿病患者注意以下九点：①每天 40℃以下温水洗脚，时间 <5 分钟，干毛巾擦干足部，尤其是趾间；②皮肤干燥者涂润肤霜；③避免过食辛辣厚味之品，以免酿毒生疮；④洗脚后仔细检查有无皮肤病变；⑤不要自行处理或修剪病变处；⑥不要赤足走路；⑦不要用热水袋或电热毯等热源温暖足部；⑧积极治疗糖尿病血管病变和糖尿病周围神经病变，有以上并发症者一定要戒烟；⑨每年专科检查脚部一次，包括感觉和血管搏动。

四、怎样治疗糖尿病足才能避免截肢

糖尿病足治疗要注意"六结合"，即中西医结合、内外科结合、整体与局部结合、预防与治疗结合、临床与科研结合、医生与糖友结合；做好六项措施，即控制血糖、抗感染、坏疽创面的外科处理、营养神经的药物治疗、全身支持治疗和贯穿始终的改善循环与微循环的药物治疗，能使糖尿病足患者愈合率明显提高、截肢率和死亡率显著下降，保全患者肢体，免除众多糖尿病足患者的截肢之痛。

健康格言：

跑跑跳跳浑身轻，不走不动皮肉松。

——谚语

静而少动，体弱多病；有静有动，无病无痛。

——谚语

户枢不蠹，流水不腐，人之形体，其亦由是。

——《圣济总录》

春季养肝助长寿

赵庆华，中医肝病专家，主任医师，中华中医药学会脾胃病分会青年委员等。擅长治疗各型病毒性肝炎、脂肪肝、肝硬化等消化系统疾病。

春季养肝要顺应春天阳气生发，万物始生的特点，注意保护阳气，着眼于一个"生"字。按自然界属性，春属木，与肝相应。（这是五行学说，以五行特性来说明五脏的生理活动特点，如肝喜调达，有疏泄的功能，木有生发的特性，故以肝属"木"）肝的生理特点主疏泄，在志为怒，恶抑郁而喜调达。在春季人体为适应自然界的变化也开始了细胞的新陈代谢。祖国医学认为"天人相应""天人合一""春气通于肝"。说明人与自然息息相关，人与自然是一个统一的整体，在季节当令为春。到了春季，人体的生理变化主要是：一是气血活动加强，新陈代谢开始旺盛；二是肝主藏血、肝主疏泄的功能逐渐加强，人的精神活动也开始变得活跃起来。正如同植物在秋冬落叶，收藏营养，春天发芽一般，在经过秋冻的积累能量后，到了春夏，人的筋脉就开始运转了，人体开始释放能量。而肝在五脏中的作用，则刚好是主疏泄、释放，所以，春天就得以养肝为总的原则。所以春天是肝病容易发生、加重的季节，如：肝硬化患者容易出现出血，肝炎患者转氨酶容易上升等，导致肝病的加重。所以春气与肝息息相通，春季养肝正当时。通过春季养肝，达到防止肝病发展、加重的目的。

春季保肝护肝从五个方面入手。

一、要保持良好的心态

不良精神情绪如长期存在，会引起肝络失畅，肝阴受损，而出现胁肋疼痛，脘腹胀满，口干口苦，夜卧难寐等症。若查肝功能，可有 ALT、AST、TBA、TBILI 等异常。为什么会出现上述情况呢？主要是春季阳气开始多于阴气，所以，肝阳、肝火也处在了上升的势头，需要适当地释放。肝是喜欢疏泄讨厌抑郁的，生气发怒就容易使肝脏气血不畅而导致各种肝病，"怒伤肝"就是这个道理。所以进入春天后，保持心情舒畅，就能让肝火流畅地疏泄出去，如果常常发脾气特别是暴怒，就会导致肝脏功能波动，使火气旺上加旺，火上浇油，伤及肝脏的根本。所以春季一定要保持心平气和、乐观开朗等良好心态，保护肝脏气血冲和、不受伤害，此乃护肝之首。

二、每天要平衡饮食

春季时应吃些辛甘之品，而不宜吃酸收之味。立春时，由于冬气未尽，所以在食疗上，提倡以升补为主，同时又要兼顾养肝护肝。春季时因人体阳气充实于体表，体内阳气还不足，阳气才刚刚开始生发，而同时肝气偏旺，脾胃功能稍弱，所以可以食用一些温补肾阳的食物。另外，天气寒冷的早春，还可适当多食藕、胡萝卜、山芋、薯类、青菜等食物，但是，阴虚有火之人不宜食用上述食物。另一方面，肝脏是人体内最大的消化腺，是各种物质的代谢中心，如能把好"口"这一关，做到让生命赖以健壮的各种营养物质，即蛋白质脂肪、糖类、维生素、矿物质、纤维素、水等能按需摄入，特别是含维生素和蛋白质较高的食物，就能使肝脏得到充足的营养及保护。

三、要有充足的睡眠

睡眠是不能用饮食或其他任何保健食品代替的护肝要素。因为人在躺卧入睡后，肝脏的血流量能增加 1000~2000 毫升。人体的各种营养物质主要存在于血液中，所以肝病患者每天需保证 8 小时睡眠，使肝脏得到充分的休息和静养。

四、要适当地做运动

春天开始生发了，所以大家热闹起来，动起来了。然而虽然春天是生发的季节，但是寒气仍在，所以春季时分不要进行高强度的剧烈运动，以避免过度活动而损耗能量，损伤阳气。运动应该以不出汗或微出汗为佳，散步就是最适合立春的运动。最好是精神、体力一起修炼的养生功法，每日清晨或傍晚适当运动，每次不超半小时，以不感疲劳为度。要使运动得到收益，须持之以恒，这样不仅使肝脏得到滋养，体内的其他脏器及心灵都得到滋养。而对于老年人来说，以缓步为好，可以走走停停，或者与亲朋好友一起，边散步边聊聊天，可以振奋精神，也有利于春季肝脏的疏泄，达到养肝的养生效果。

五、中医药防治

中药在防治肝病发展方面有着较好的临床疗效，越来越受到广大患者的欢迎，通过中医的疏肝理气、健脾益气、活血化瘀等内外同治，可以防止肝病的发展，使肝病得到很好的控制。由于很多肝病患者从中收益，近年来，每到春天到来时，前来中医院防治肝病的患者越来越多。

细说卒中的防与治

孙成铭，中西医结合脑病专家，主任医师，任中国中医药研究促进会脑病分会副主任委员，擅长脑梗死、脑出血、头痛、眩晕、周围神经病、帕金森病，多发性硬化等神经系统疾病的诊断与治疗。

卒中是现代社会的一种多发病、常见病，我国的发病率和死亡率居世界首位，其中，中老年人发病率最高。我们要认识这个病，从生活中的各个方面来预防疾病的发生。

一、什么是卒中

卒中是由于气血逆乱导致的血脉痹阻或是血溢于脑，表现以半身不遂、肢体麻木、言语謇塞，甚至是忽然昏仆为主。发病突然，变化迅速，犹如风之善行而数变，所以又类比而名之为"中风"。现代医学认为，卒中是一种脑血管的意外事件，分为缺血性（脑梗死）与出血性（脑出血）两大类，以缺血性卒中的发病率最高。脑梗死是因为脑血管动脉粥样硬化导致血管内血栓形成或血管严重狭窄而致脑组织缺血和坏死；脑出血是因为脑血管动脉粥样硬化或先天畸形而致脑血管破裂发生脑出血。此病中年以上高发，发病前都有头昏、头痛、肢体麻木等先兆。情志失调、饮食不当、吸烟、酗酒、劳逸失调、温度改变等都是导致卒中的危险因素。此外，随着年龄增长及生活方式改变而逐渐出现的高血压、糖尿病、高血脂、血液黏度增高、动脉粥样硬化等基础疾病也是导致卒中的直接因素。

二、卒中的危害

据《中国脑卒中防治报 2015》发布，每 12 秒就有一位中国人发生卒中，卒中已经成为我国死亡病因的第一位。此病来势凶，死亡率及致残率高，约 70%~80% 的人会留有不同程度的后遗症。一人卒中，全家痛苦，不仅严重影响中老年人的生活质量，还给家庭和社会带来了沉重的负担。

三、为什么会患卒中

（1）随着年龄的增长，血管自身有老化的趋势，老化的血管形成动脉粥样硬化，是卒中发病的基础。中医认为，人过四十，肾阴和精血都会有所亏虚。肾属水，肝属木，水不涵木，容易出现肝阳上亢症状，如头晕头痛、耳鸣急躁、失眠健忘、腰膝酸软等。若出现阵阵的眩晕心悸、头痛头胀、手脚麻木或震颤，就要高度警惕卒中。

（2）现代人饮食改善，活动量减少，工作压力增大，高血压、高脂血、心脏病、糖尿病、肥胖等卒中的危险因素会相继出现，加快了动脉粥样硬化的发生与发展，使卒中的发病风险增高。

中医认为，平素饮食不节，嗜食肥甘厚味会损伤脾胃，加之工作压力增大，思虑过度，思虑伤脾，脾伤则气血津液运化失司，痰浊内生，阻滞经络，经络堵塞，气血运行不畅就容易发生卒中。活动量减少，气血津液均会郁滞不畅，亦会发生卒中。

很多人由于长期处于工作压力负荷下，肝火、心火长期蓄积，遇到突发事件时，很容易出现气血逆乱，肝风狂越，气升、血升、痰升，直冲巅顶，或是损伤了脑络，或是痰瘀滞于神明之府，引起卒中脑出血。

（3）卒中的危险因素对血管的损害作用有时间累积效应，随着年龄的增长，危险因素的增多，基础病的出现，血管的损害日积月累，最终形成卒中的高危状态。

四、如何治疗卒中

卒中的治疗方法，目前在临床上有手术、血管内介入治疗，缺血性卒中在发病 6 小时之内可以考虑静脉溶栓治疗，另外还有中医中药、针灸治疗等。

1. 中医干预越早越好

首先，卒中发作是一定要去医院的，但不是交给西医就"高枕无忧"了。一部分人通过西医的治疗可以完全恢复，但其余大部分患者是一定会有后遗症的，如半身不遂、情志改变等。针对这种情况，西医很多时候是无可奈何的。因此，治疗过程中最好要有中医介入，从最开始发作急性期，一直到后期康复，中医干预得越早，预后就越好，并发症也越少。

2. 医生指导下辨证用药

两千多年来，中医药在卒中治疗方面积累了丰富的经验，其中辨证论治是其精髓所在，根据风、痰、气、血、虚、瘀等常见病理因素进行针对治疗。中医药学秉承因人制宜、因时制宜的治疗原则，使中药在卒中治疗中功不可没、独树一帜。与西药相比，中药可标本兼顾，在活血化瘀、益气补虚方面具有巨大的优势。随着中医药制剂技术的发展，中药复方制剂也逐渐成为卒中病防治中的重要部分。但是中成药的服用需要专业中医临床医生根据患者的临床表现给出诊断，然后按照病情用药才行，千万不能随随便便就服用某种中成药。

3. 针灸康复治疗效果好

卒中的针灸、康复等治疗与训练在患者病情稳定后即可开始参与，中医针灸的诸多疗法是卒中治疗康复行之有效的重要手段。卒中的产生，虽然病因病机各不相同，但均可通过针灸促其醒脑开窍、瘀通血畅、扶正祛邪、疏经通络。长期的理论与实践表明，针灸治疗对本病有较好的疗效，且副作用小、见效快。

五、如何预防卒中

疾病重在预防，而卒中的预防要从日常点滴做起，从日常生活起居做起。

1. 早晨醒来赖赖床

酣睡一夜醒来之后，若猛然起床最容易诱发卒中，有人将其称为"魔鬼时间"。这是因为在睡醒的刹那间，生理功能要迅速恢复正常，就会出现心跳加快，血压上升，血管里的血液经过一夜的静息状态，会变得黏稠，血流速度减慢，容易诱发脑血栓形成。所以，当早晨睡醒之后，最好能赖床 3~10 分钟，让血液循环和血压有个调节适应的过程，然后再从容起床穿衣。

2. 大便通畅身体好

很多老年人都有便秘的毛病，而便秘是中老年人心脑血管疾病的重要诱因。排便时因为腹压增加，会使血压猛升。所以，大便时切不可操之过急，不可过于屏气用力。老年人最好用坐便器，防止起身时突然摔倒，平时也要从饮食、生活方面重视对便秘的防治，多吃蔬菜多喝水，适当活动，揉揉肚子，必要时可以请教医生，合理应用通便药物，保持大便通畅。

3. 调整饮食不吃饱

首先要节制饮食，谨防吃饭过饱，否则血液会首先保证胃部活动，这样会使心脑血管处于相对缺血状态。其次，要调整饮食内容，不能进食过多高脂肪油腻食物、太甜或太咸的食品，这些食物会导致胆固醇等沉积在血管壁上，最终导致脑血管狭窄，形成血栓。中医认为，长期膏粱厚味，暴饮暴食，易生痰动火，使血脂升高，血黏度增高而发生卒中，多食咸物能使血脉凝涩，进而瘀阻发为卒中。所以，无论任何时候，饮食均宜清淡，多食瓜果蔬菜，保持低脂、低盐、低糖，不可暴饮暴食，平日吃饭不宜过饱。

4. 洗浴温度要调好

中老年人的体质变弱，体温调节和血管舒缩功能变差，水温过高或过低都会刺激血管收缩，血压容易出现波动，诱发中风的发生。洗澡时水汽较多，氧气含量偏少，洗浴时间太长会造成中老年人大脑缺氧，进而造成卒中或是晕倒。中医认为，洗浴温度偏低即为寒邪，寒主收引，寒邪袭人使静脉凝涩，气血运行不畅，易发卒中。洗浴温度过高即为热，热极生风，风为百病之长，善行而数变，易发卒中。所以，洗澡时水温和室温要适中，洗浴时间不宜过长，特别是患有高血压和动脉硬化者，更要多加小心。

5. 稳定情绪很重要

卒中的发生、发展以及复发与情志的关系极为密切，情志失调能使人体产生多种病理物质，成为卒中发病的基础。情绪的改变，不管是激动还是发脾气，都会导致人的心率加快、血压骤升，诱发卒中。因此平时要保持平和轻松的心态，不可过于兴奋激动，同时也要管管自己的坏脾气，不要用生气惩罚自己和家人。

6. 不良习惯要改掉

戒烟、限酒，适量运动等健康生活方式是有效预防卒中的基础。长时间吸烟、酗酒对肺、胃及大脑的影响是有专业的研究资料及图片证实的。传统医学认为，过多饮酒吸烟，体内湿热蕴积，生痰生热，缺乏运动，气血运行不畅，易致卒中。"奇穴流畅便是补"，而气血流畅的关键在于运动。因此，适量运动可以促进气血运行，增强体质，防止中风的发生。需要注意的是，参加锻炼一定要根据年龄、体质、性别和场地条件等不同，选择适合自己的运动项目，劳逸结合，量力而行。运动强度过大或者运动时间过长同样可能会诱发卒中与心肌梗死等严重疾病，部分老人甚至会在过度锻炼的第二天或是第三天发生卒中。高龄体弱的老年人，或患有高血压、冠心病者，万万不可在不良天气中外出锻炼，锻炼项目要以和缓、身心放松的运动项目为主，如太极、八段锦等。

7. 基础病治疗需吃药

高血压、高血糖刚开始的时候总是没有什么不适症状，而且大家受到"是药三分毒"的观念的影响，能不吃药就不吃药。殊不知，血压升高、血糖升高虽然没感觉，但是对身体血管及脏器的损害是一直存在的，有些人在脑出血之后才承认自己平时血压不稳定。同样的，只要平时控制好血压、血糖，就能把疾病对身体的损害尽可能地降低。对于已经得过脑梗死的中老年人，还需要坚持服用二级预防药物。

8. 发现治疗要趁早

如果出现可能是脑血管疾病的症状，比如偏瘫、嘴歪、说话不清楚、头晕等，一定要及时到医院接受专科治疗，最好不要在家休息、观察或自行口服降压药物，时间就是生命，极早期（出现症状的 6 个小时之内）的脑血管病可以采取一些积极治疗措施控制病情，降低致残率、死亡率。

结
语　　中老年人要注意自己生活中的点点滴滴，预防卒中要从平时做起，从自身做起，生活要有规律，注意劳逸适度，更重要的是要调整饮食，调畅情志，坚持适当的运动，使体内气机和调，血脉流畅，关节疏利，预防卒中发生。已有基础病的中老年人，要坚持按时服药，定期体检，最好有自己的保健医生，及时调整防治方案，有病早治疗。

妙用中医中药助您顺畅呼吸

吴启相，中医呼吸病专家，主任医师，任中国中医药研究促进会专科专病建设工作委员会呼吸病学组组长等职务。擅长治疗慢性阻塞性肺疾病、支气管哮喘、支气管炎等心肺疾病诊疗。

慢性阻塞性肺疾病（COPD）简称慢阻肺，是严重危害人民健康的疾病，据 2018 年全国性调查统计 40 岁以上人群发病率达 13.7%，目前 COPD 在全世界的是疾病死因排第四位，在中国目前已达疾病死因第三位。预计到 2020 年，全球 COPD 将成为世界第 5 大经济负担的疾病。近年来，COPD 的发病率与死亡率在全球上呈上升趋势，随着老龄化社会的到来，COPD 的防治已成为全世界广泛关注的公共卫生问题。

慢阻肺多发生于冬春季节，气候寒冷或气候变更时易反复发作，是具有进行性不可逆为特征的气道阻塞性疾病，起病缓慢，病程较长，临床多以咳嗽、咳痰、气短或呼吸困难、喘息和胸闷等为主要表现。其发病与遗传、吸烟、空气污染、职业暴露、呼吸道感染等有关。慢阻肺作为一种慢性进行性疾病，目前来说是不能治愈的，虽然不能治愈，但如果控制危险因素，早发现，及时治疗，完全可以得到有效的预防和控制，控制或者减轻患者的症状，延缓或者防止疾病的加重和发展。治疗目的是改善症状，也就是改善患者的生活质量，最终达到提高生存率或者延长生存时间降低咳喘病急性发生率和改善咳喘病患者的生活质量。

慢阻肺属于中医学的"咳嗽""喘证""肺胀""痰饮"等范畴。COPD病因病机多为慢性支气管炎、肺气肿等疾病迁延不愈，脾阳虚，痰湿内蕴，肺气郁闭，成为发病的基础；日久导致肺虚，肺卫不固，外邪六淫，饮食不当，情志失调，劳倦过度等反复乘袭，诱使病情发作，呈进行性加重；最终导致肺、脾、肾、心多脏腑功能失调。《丹溪心法·咳嗽》篇："肺胀而咳，或左或右不得眠，此痰挟为慢性咳嗽、咳痰、喘息等一系列症状迁延不愈，瘀血碍气而病。"明确指出痰瘀伏肺、肺气郁闭是本病的基本病机。由此可见，痰、瘀、脏虚是COPD主要病理因素，也是本病缠绵迁延，反复发作，经久不愈的根本原因。

在治疗上，西医认为"慢性阻塞性肺疾病全球倡议"对慢阻肺患者症状及急性加重的评估起着重要作用，慢阻肺的治疗应转向更加个体化的方式，包括升级和降级的药物治疗策略，最终达到稳定期的治疗目标，其一是减轻症状，包括缓解症状、提高运动耐量、改善健康状况；其二是降低风险，包括预防疾病进展、预防和治疗急性加重、降低死亡率。

中医在"治未病"思想的指导下，针对本病的病因、病机及证候特点，主要基于以下几个方面预防慢阻肺的发生和进展。

一、注重养生预防发病

戒烟防尘，固护卫气。慢阻肺的发病率升高与近年来逐渐加重的吸烟、空气污染、感染多发等因素都有相关。中医认为烟为辛热之魁，酒为湿热之最，吸烟时间越长对身体的损害就越大，并且经常吸烟容易使脾肺炼液生痰，并且烟雾中的焦油等物质会直接附着在呼吸道中，对身体进行持续性刺激，导致患者慢阻肺的急性加重，损害肺功能。只有戒烟才能有效切断这一渐进性的病理过程，因此有吸烟习惯的患者一定要尽快戒烟。近年研究证实针灸戒烟可取得一定效果，方法包括耳针、体针两种。常用穴位耳穴为肺、胃、口、神门、交感等，体穴有足三里、三阴交、列缺、合谷、百会等。对于从事煤矿、开凿矿石、隧道建筑、金属加工、造纸、棉纺、水泥制造等工作的人员，均应采取相应的措施保证通风换气，加强职业防护。

起居有常，减少外感。反复呼吸道感染是 COPD 发生的另一明确病因。肺为华盖，主一身之表，易感外邪，反复外感则肺气之虚日甚。故应顺应四时季节气候变化，适时增减衣物，起居有常，劳作适度，避免受邪，尤至冬春等季时可采取相应措施加强预防，避免到人群密集且通风不良的公共场所逗留，同时根据个人体质，或以板蓝根、大青叶等祛邪解毒，或以参、芪之类扶正固表。此外，中药外用（药枕、香熏、熏蒸），艾灸足三里，按摩迎香、涌泉、肾俞穴等方法可以有效地预防感冒，可根据情况选用。加强锻炼也是固护正气、提高御邪能力的重要措施。无论八段锦、太极拳、气功，还是慢跑、登山、游泳等，只要持之以恒，均是有效的防病方法。对于高龄、体弱、久病、平素易外感者亦可考虑接种肺炎、流感疫苗，及注射胸腺肽、转移因子、核酪注射液等方法。

二、已病早治延缓进展

及时发现早期处理。COPD 患者出现临床症状之前的相当长一段时间内（约 20~30 年）几乎无自觉症状，或病情轻浅，且进展十分缓慢，此时及时发现疾病的征兆，早期处理，病情尚可逆转。因此，对具有长期吸烟、大量粉尘吸入、反复呼吸道感染等危险因素的人群应定期进行肺功能普查，一旦检出气道病变尽早采取干预措施。本阶段的中医辨证多属痰浊蕴肺，故在进一步加强前阶段预防措施的基础上，强调宣肺化痰，可采取中药口服、针灸等方法。已确诊为 COPD 者，需采取较长时间、多种手段的综合治疗方案，改善症状，祛除伏邪，顾护正气，增强抗病能力，防止反复发作，延缓病情进展，提高生命质量，下面详细讲一讲这些慢阻肺中医特色治疗。

汤剂内服是患者常选用的中医治疗形式之一，汤剂可根据每一位患者体质与病情辨证施治，依据中医"整体观念""治病求本""标本兼治"等治疗原则，中药多途径、多靶点的作用机理，以及毒副作用较少的特点，均是中医药的优势所在，譬如对于常见的肺脾气虚、肾虚血瘀慢阻肺患者可起到补肺、健脾、益肾、化痰、祛瘀的疗效。在临床上汤剂内服经研究验证有着良好的疗效。

膏方又称膏剂或膏滋，含滋补、涵养之意。膏剂很重要的作用是调补身体，延年益寿，治疗疾病则是其第二作用，用于慢阻肺调治尤为合适。多采用补肺健脾纳肾的膏方，来帮助患者固本培元，既可以帮助患者明显改善呼吸道疾病症状，也可以改善体质、增强免疫能力、减少疾病复发。

针灸、埋线也是中医在临床上开展较多的一项传统治疗方式，穴位埋线依据几千年中医针灸经验，通过持续刺激经络、调和气血脏腑，达到治疗疾病的目的。从根本上帮助患者改善体质，增强机体抵抗力和免疫功能，临床研究表明：穴位埋线疗法可显著减少慢性阻塞性肺病急性加重（AECOPD）次数，改善临床症状、活动耐力及焦虑抑郁心理。而针刺可以提高康复效果，减少运动疲劳副反应。一项针对稳定期慢阻肺患者针刺治疗的观察中，治疗组治疗后6分钟步行试验、呼吸症状评分、肺功能均较对照组显著改善。

穴位敷贴常于夏季开展，冬病夏治一直是我国传统中医药疗法中的特色疗法，以鼓舞正气、增加抗病能力，从而达到防治疾病的目的。《素问·四气调神大论篇》说："夏三月，此为蕃秀。天地气交，万物华实，夜卧早起，无厌于日，使志无怒，使华英成秀，使气得泄，若所爱在外，此夏气之应，养长之道也。"盛夏之际，人体阳气会达到一年中的高点，外界是暑热骄阳，里面是阳气正盛，这时躲在体内的寒邪、痰湿，最易被驱赶出来。穴位敷贴针对不同的疾病，采取中医辨证论治法，将辛温、走窜、通经之药物制成药饼敷于特定穴位，配以中药定向透皮技术及热疗技术进行治疗。使药物能够更好地深入吸收，起到疏经通络、温补阳气、补益脾肾、散寒驱邪的作用。

三、综合施法瘥后防复

目前，大家越来越重视肺康复对于 COPD 的作用，而中国传统功法在此也具有十分重要的作用。有研究中显示，太极拳对提高慢阻肺患者耐力，增加步行距离提升肺功能非常有效。中医养生气功八段锦能达到锻炼脏腑、调节气血、平衡阴阳、养肺气、祛气壅、壮营卫的目的。该功法简便易行、经济适用、易于普及，可以充分发挥患者治疗的主动性，增强机体的正气和抗病能力，能够缓解、控制 COPD 的发展。

长期家庭氧疗。坚持长期低流量吸氧、每天 > 15 小时可以有效改善因缺氧造成的脏器损害、提高运动耐力、延缓肺功能恶化，是已经临床研究证实的有效治疗手段。

饮食干预，坚持食疗。本阶段患者肺、脾、肾三脏俱虚，失于运化，日久则水谷精微化源不足，故饮食宜清淡易消化，同时富含营养；避免过度饱食，忌生冷、辛辣、肥甘。中医认为，药补不如食补，而患者厌于药，喜于食；药可借食味，食可助药性。研究显示饮食干预对于慢性阻塞性肺疾病在营养状况、肺功能、生活质量方面有着积极的影响。而慢阻肺的食疗也应根据患者个人平素实际症状辨证应用。日常可以多食用一些有健脾补肺、化痰祛湿等作用的药用食品，比如枇杷、橘子、杏仁、橘红、柠檬、川贝、百合薏苡仁粥等，平常注意少吃油腥辛辣发物，少吃海鲜鱼虾蟹等食品，以免助火生痰，身体虚弱的少吃寒凉食品，都是很重要的养生保健方法。

参考古代医学家们积累的大量关于本的认识及治疗经验，并通过多年临床探索，我们体会到中医药治疗能有效提高患者生活质量，且毒副作用少，对慢阻肺患者的康复有着重要的意义。

远离肥胖，不做"小糖人"

张芳，中医内分泌专家，主任医师，任中华中医药学会糖尿病分会委员，中华中医药学会慢病管理委员会委员，擅长治疗糖尿病及其并发症、高脂血症、肥胖、痤疮等其他内科杂病。

孩子是父母的寄托，所有的父母都渴望自己的孩子能健康成长。儿童时期是否有健康的生活习惯和行为方式，不仅关系到其成年期的身心健康及家庭的幸福，更关系到整个民族的素质和国家的前途。目前我国儿童存在五大健康问题，分别是肥胖、近视、龋齿、贫血和心理卫生，这些问题要引起家长和社会的充分重视。

一、预防儿童肥胖从孕妈妈开始

受传统观念的影响，很多老人喜欢大胖小子，其实，这个认知是错误的。但宝宝出生的时候体重也不能过低，低出生体重儿及儿童期营养低下与成年后肥胖、心血管病等慢性疾病的发生也有关。孕期最好根据医生的指导增重，孩子出生最好在4~5千克比较好。怀孕后前3个月、孩子1岁及11~14岁这三个阶段是儿童体内脂肪细胞生长积累的关键时刻。要想避免宝宝身体肥胖，就要避免在这三个阶段能量过剩，以免形成过多数量的脂肪细胞，最终导致肥胖。孕期应保持均衡饮食，避免摄入过多脂肪和能量。怀孕期间糖尿病的筛查及有效的控制血糖不仅对母亲有益，对孩子更是受益终身。通过对妊娠期糖尿病的治疗，可以减少巨大儿及儿童肥胖的发生。此外，母乳喂养是预防儿童肥胖的保护因素，婴儿期母乳喂养者长大后肥胖的发生率较低。

二、肥胖与儿童糖尿病

近年来，我们可以发现身边的小胖墩越来越多了，因为许多家长对独生子女过于溺爱，往往不太注意孩子的膳食平衡，热量摄入过多，加之科技的发展使儿童逐渐失去基本的身体锻炼，体力活动量减少，心理障碍等多种因素，构成儿童肥胖的客观条件，而正是这些肥胖的因素，也导致越来越多的儿童和青少年出现了糖尿病，事实上，随着人们生活水平的提高，糖尿病已经成为威胁儿童和青少年的常见慢性病之一，加重了社会和家庭的负担，相对中老年人来说，这些儿童面临着更长病程及更早出现并发症

的棘手问题

儿童糖尿病一般有两种，一种是 1 型糖尿病，一种是 2 型糖尿病。有糖尿病家族史的儿童患糖尿病的概率比普通孩子的概率更大一些。1 型糖尿病是由于胰岛 B 细胞受到损害，使患儿体内胰岛素分泌量减少而引起的，儿童糖尿病大部分以 1 型糖尿病为主。而 2 型糖尿病，目前对它的病因认识不足，一般认为是由多个基因和环境因素综合引起的复杂病，以胰岛素抵抗和 B 细胞功能缺陷为主要病理特征。随着生活水平的提高，目前，儿童 2 型糖尿病呈上升趋势。有的学者提示，肥胖发生年龄越小，肥胖病史越长，导致糖尿病的机会就越多。

如果家长发现孩子尿量比较多；腋下、颈部、腹股沟、肘前等部位的皮肤粗糙角化并伴有黑色素沉着；皮肤反复起疖肿或湿疹等表现，这些都提示孩子可能患 2 型糖尿病。对有糖尿病家族史的肥胖儿童，父母应当定期（每半年）带孩子去医院化验血糖，不仅要检查空腹血糖，还要检查餐后 2 小时血糖。

三、儿童糖尿病的家庭管理

在家庭护理方面，父母不要让患儿有"与众不同"的感觉，要多鼓励糖尿病儿童融入集体生活，经常与其他小病友保持联系，或者参加一些专门为他们举办的活动，如糖尿病夏令营，在这里，孩子们不仅可以得到糖尿病专家的全方位指导，而且小病友们可以彼此交流控制糖尿病的经验和体会，相互鼓励和支持，这些都有助于他们成功地管理好自身的疾病。要关心和掌握孩子的健康状况，定期送孩子去医院体检。患了糖尿病的孩子，只要尽早采取积极、正确、合理的治疗措施，减少并发症的发生，可保证良好的生活质量。

孩子如果得了糖尿病还能上学吗？这是许多家长容易提出的问题。答案是肯定的，糖尿病患儿完全可以正常上学读书，因为只有这样才能使患儿不与其同龄人产生距离；只有这样才能使患儿感到糖尿病并不是什么可怕的疾病，使他们建立正常生活的信心。家长千万不要随随便便让孩子休学，这样给孩子带来的不仅仅是学业的损失，同时更会给孩子带来心灵的创伤。

四、预防儿童糖尿病从坚持良好的生活习惯做起

孩子一旦患上糖尿病，若不及早发现或延误治疗，很容易发生酮症酸中毒、高渗性非酮症性昏迷，以及微血管和神经病变等并发症，这是促使患儿致残和致死的根本原因，因此切莫忽视儿童糖尿病的防治。

1. 坚持科学饮食习惯

在均衡膳食的基础上调整食谱，避免摄入过多热量。在食谱中减少高能量和高血糖生成指数的食物，这些食物包括土豆、糕点、糖、黄油、油炸和膨化食品等。饮食要多样化，切忌暴饮暴食，避免挑食、偏食，鼓励孩子多吃蔬菜，同时让孩子养成细嚼慢咽的进食习惯以减少食入量。但对于儿童和青少年，正值长身体阶段，又不能过于严格控制热量的摄入，应以保证儿童和青少年健康发育为前提。

2. 注重循序运动锻炼

体力活动既能消耗掉多余热量，又有利于生长发育。儿童和青少年的身体活动应该在目前活动量的基础上逐步增加，不能从一开始就定过高的目标，要循序渐进，培养孩子参加体育运动的兴趣，并鼓励孩子持之以恒。运动形式要灵活多样，可根据自身条和兴趣喜好选择跑步、跳绳、游泳、篮球、踢足球等项目。对于看电视、上网、玩电脑游戏，一定要控制时间。

3. 防治不良情绪蔓延

一旦孩子上学后，学习上的压力会非常大，孩子也会面对家长的压力。毕竟孩子年龄很小，长期高度紧张，可能会出现沮丧、焦虑等负面情绪，甚至自暴自弃，会影响到孩子的健康成长。家长不要给孩子太大压力，最好要让孩子劳逸结合，保持好的睡眠，心情愉悦，积极面对学习与生活是最为重要的。

希望每位家长都能够以身作则，因为家长自身健康行为方式的示范作用对孩子很有意义，长期不懈的坚持很关键。让我们远离肥胖，让每位儿童都不做"小糖人"。

中老年人如何保持
尿路通畅不感染

苏惠娟，中西医结合肾病专家，主任医师，任中华中医药学会肾病分会委员，擅长治疗尿路感染、糖尿病肾病、肾病综合征、急慢性肾衰等。

一、什么是尿路感染

尿路感染是细菌在泌尿系统生长繁殖引起的感染。根据感染部位，可分为上尿路感染和下尿路感染，前者包括肾盂肾炎、肾脓肿等，后者包括膀胱炎、尿道炎等。主要症状有尿痛或排尿时有烧灼感、尿频、尿急，但通常尿量较少，尿液浑浊或呈粉红色、红色，严重时可有腰痛、发热、寒战及恶心呕吐。化验尿检白细胞明显升高，尿培养可发现细菌生长等。

二、为何对中老年人"情有独钟"

尿路感染是中老年人的常见病，在感染性疾病中仅次于呼吸道感染。尿路不通畅为主要因素。

（1）中老年男性最常见的排尿不畅原因是前列腺增生，中医称作"癃闭"，是由于肾虚、肝郁气滞、劳倦伤脾等原因造成的。"年过四十，精气自半"，常常表现为排尿等待、排尿费力、尿线变细、尿末滴沥等。即使很有尿意，以"百米冲刺"的速度奔到了卫生间，却迟迟解不出小便，憋得满脸通红，要费很大力气才能将尿液挤出，而且排出的尿液"射程"很短，一滴一滴地流出来，一不留神还会弄湿自己的鞋子。另外尿路结石、肿瘤等，也可出现尿路不完全性或完全性梗阻，使尿流不顺畅，严重时需要使用导尿管，更容易引起细菌生存繁殖。

（2）本病也好发于中老年女性，因为女性尿道短、直、宽，长度仅3~4厘米，细菌一旦入侵，易从尿道上行进入膀胱，引起膀胱炎，出现尿频、尿急、尿痛等症状。随着年龄的增长，膀胱功能退化，常常导致排尿不尽，尿道内残余的尿量是细菌生长繁殖的良好培养基，细菌大量繁殖，引起感染。而且绝经后卵巢功能衰退，体内雌激素水平下降，尿道口肌肉松弛，尿道防御能力大大削弱，细菌容易入侵繁殖，进而感染。再加上女性尿道外口与阴道口、肛门相邻，性交、排便后或患有阴道炎处理不当，非常容易诱发感染。

三、中老年人尿路感染如何防

（1）要养成多喝水、勤排尿的习惯，这对膀胱来说有冲洗的作用，可以避免膀胱内细菌的繁殖。因为人造化纤、真丝内裤不透气通风，使局部温度升高，易导致细菌繁殖，所以应穿着宽松全棉内裤，不宜过小或太紧。入厕后应从前往后擦拭，避免将细菌从肛门传播到尿道。

（2）要保持积极乐观的心态，万病由心生，古人云："气大伤身"，一个人如果经常生气，就会身心受损，邪气入侵，很容易得病。愉悦的心情可以增加或激活某些免疫细胞，提高身体抵抗力。

（3）要积极治疗前列腺增生、尿路结石、妇科炎症等基础病。

（4）"糖"是隐患，所以要积极控制血糖，多饮水，定期检查尿常规，以便及早发现、及早治疗。一旦发现尿路感染，要先做尿细菌培养和药敏，再选用敏感的抗菌药物，注意尿量改变，用药应遵循医嘱。

（5）房事前，双方都要清洗外阴，尤其男方应将包皮沟中的污垢洗干净，女方房事后应马上排尿，将尿道里的细菌冲刷出来，最好再清洗一次外阴。对于男性来说，要保持阴茎的清洁，经常清洗内外层包皮，避免久坐，局部温度升高，并积极治疗前列腺疾病。

（6）饮食调理，改变饮食结构。中医主张"五谷为养，五果为助，五畜为益，五菜为充，气味合而服之，以补益精气"。要多饮水，尽量饮食清淡，多食用水果蔬菜，如黄瓜、生菜、西红柿、冬瓜、苦瓜、萝卜、藕、银耳、梨等。避免食用辛辣温燥食物，如花椒、胡椒、八角、辣椒、肉桂、大蒜、牛羊肉、干姜等。避免大量食用含有草酸的蔬菜及水果，否则容易形成结石导致反复尿路感染，如菠菜、芹菜、甘蓝、葡萄、草莓等。

（7）运动疗法：适度进行体育锻炼，增强自身抵抗力，可进行快走、慢跑，老年人更推荐八段锦、太极拳、瑜伽等慢性有氧运动，尿路感染期间避免游泳。工作中也要注意劳逸结合，既不过劳，也不过逸。

四、中老年人如何通过中医药预防尿路感染

中医药博大精深，通过中医辨证论治，明确病因病机，并配合日常调护，可消除或减轻患者不适症状，提高生活质量；减少复发次数，降低复发率；缩短疗程，减少抗生素用量；运用中医"治未病"理念，预防发作。

1. 使用清热利尿药物

（1）竹叶：味辛甘性寒，具有清热利尿、生津止渴功效。现代医学研究竹叶具有广泛的生物活性，提取物具有优良的抗氧化、抗自由基、抗衰老、降血脂、抑菌的作用。可取适量代茶饮。

（2）蒲公英：味苦性寒，具有清热解毒、利尿散结功效。可取30克／日代茶饮，亦可采集新鲜药材煎服。

（3）栀子：味苦性寒，具有清热利湿、泻火除烦、凉血解毒功效。取大者1~2枚代茶饮，即有明显的泻火利尿功效。

（4）金钱草：又名"神仙对坐草"，味甘、微苦，性凉，归肝、胆、肾、膀胱经。具有利水通淋、除湿退黄、解毒消肿功效。可取30克／日代茶饮，尤其对于有尿路结石者效果更佳。

（5）马齿苋：味酸，性寒，归心、肝、脾、大肠经。具有清热利湿、解毒消肿、利尿止咳功效。可以焯水凉拌，制作蔬菜饼、蔬菜馍等。

2. 常用食疗方

（1）利尿通淋汤：车前草20克，粳米100克，鸡内金10克。先将车前草、鸡内金洗净，煎取药汁，再用药汁加粳米、少量盐熬粥，米烂后即可食用。每天1次，连服5天。

（2）灯心草柿饼汤：灯心草6克、柿饼2个，加水300毫升共煮，将水煮剩至100毫升，加白糖适量，温服，柿饼可吃，每日2

次。此方有清降心火、清热利尿之功效。(糖尿病患者慎用)

（3）藕汁蜜糖露：鲜藕榨汁 150 毫升，加蜂蜜 30 克，调匀内服，每天 2 次，有润胃降火利尿之功效。(糖尿病患者慎用)

（4）马蹄蛋汤：马蹄 250 克，鸡蛋 1 个，香油、盐适量，清水 1 升。①准备鸡蛋 1 个，并打咸蛋花备用。②将荸荠洗净削皮切碎，加水煮沸，转小火煮 10 分钟后，加入打好的蛋花即可熄火，滴上几滴香油、适量盐即可食用。佐膳或当点心食用。

（5）莲子汤：莲子 30 克（保留莲子心），银耳 15 克，煮粥饮。

（6）百合银耳玉竹汤：银耳用清水浸透，切去硬实蒂部，切小朵，与百合、玉竹放到锅中，加入适量清水，武火煮沸后，转文火煲 1~2 小时，用盐调味，即可食用。

（7）赤小豆粥：赤小豆 50 克、粳米 100 克。先将赤小豆煮开，再下粳米共煮为粥，每日 2 次，早晚服用，有降火之功效。

3. 中医外治法

《黄帝内经》曰："正气内存，邪不可干。"通俗地来说，就是人体正气足了，就不容易得病，免疫力增强了，病菌就很难入侵。中医外治法历史悠久，疗效独特，作用迅速，具有简、便、廉、验的特点。

（1）艾灸：可以起到温经通络的作用，提高人体免疫力，增强体质，如体质偏寒，可以隔姜灸，具有治法简便，经济实用，疗效卓著，副作用少等优点。可选取肾俞、膀胱俞、神阙、关元、足三里、三阴交等穴位，10~30 分钟，灸到皮肤潮红，以不灼伤皮肤为度。

（2）中药塌渍：以温经通络为原则，选取中药外用方，以醋及水调拌，蒸半小时，塌渍腰部及下腹部，每次半小时，疏通任督二脉，促进膀胱收缩。

（3）中药外洗：以清热利湿，杀虫解毒为原则，选取黄柏、黄连、白鲜皮、苦参、野菊花、蒲公英等药物，水煎外洗尿道口处，可以起到杀菌消肿止痛功效。

要想长寿大便畅通

吴绍从，中医老年病专家，主任医师，中国中医药研究促进会老年病学组副组长，擅长诊治心脑血管疾病、胃肠道疾病、高血压等疑难杂症。

便秘是老年人的常见疾病之一，其危害多种多样，易引起肛肠疾病如直肠炎、肛裂、痔疮等；也可引起胃肠功能紊乱，导致食欲不振、腹部胀痛、恶心、口苦、排气增多等；还可以引起肠道溃疡、恶性肿瘤；便秘导致肠内致癌物质滞留不能排出诱发肠道溃疡、直肠癌、结肠癌、乳腺癌等；而且诱发心脑血管疾病，老年人便秘增加腹压，造成血压及颅内压增高，迷走神经对心脏的抑制反射等引起心脑血管疾病如心绞痛、心肌梗死等；诱发神经精神疾病，老年人长期受便秘的困扰，会出现精神紧张、焦虑不安、失眠、健忘、头晕恶心等，甚至出现精神抑郁。又老年人基础病多，特别是患有高血压、心脏病、脑动脉硬化的老年人，便秘可以诱发心脑血管意外的猝死，严重影响老人身心健康与寿命，所以，要想长寿，大便畅通。

便秘就是一种大便的排出困难，有时候是大便性状变硬，但有一些大便也并不干，但是它排出很困难，这也叫便秘。便秘一旦产生，要及时纠正，因为普通便秘是很好治疗的。但是如果一旦误治或者是没有及时治疗，延误治疗，把简单的普通的便秘拖成了习惯性便秘，或者是顽固性便秘，这时治疗起来就非常困难。各种药物，各种治疗手段，都需要很长的时间来进行调理，可能才能够把便秘给治疗好，所以有小问题要及时解决。便秘是非常常见的，几乎每个人在一生当中，不管是哪个阶段，也可能是某一时段，也可能是某一段时期，可能都会遇到这样的困扰。

便秘形成原因也是多样的：①饮食组成不良：如米面过于精细，食量过少，食用含粗纤维食物特别是不消化纤维的蔬菜、水果、粮食过少，油脂太缺，饮水不足等。②排便习惯不良：有便意时不及时排便，抑制便意，如习惯排便时看书、看手机等；依赖泻药排便或滥用泻药，使肠道排出敏感性降低。③生活起居无规律，每日排便无定时，睡眠不足或久睡不起；长途旅行或因工作繁忙，未养成按时排便习惯。④老年体衰排便无力，膈肌腹肌、肠壁平滑肌无力等，均可造成排便困难。

便秘的治疗需要专业医生，对便秘进行分类，针对不同类型便秘，采取不同的治疗方法，需要到医院就诊治疗。中医调理具有很好的疗效，除药物治疗以外，通过中医外治手法，也能起到很好的预防或辅助治疗作用：

（1）揉按治疗法：①揉神阙：躺在床上，全身放松，将两手手心叠放按于肚脐上，按顺时针方向揉 100 次，揉时用力适度，动作轻柔，呼吸自然。②腹部按摩：躺在床上，双腿弯曲起来，腹肌放松，将手掌紧贴腹部肌肤，从右到左沿结肠走向按摩，当按摩至左下腹时，应适当加强按指的力度，以不感疼痛为度，按压时呼气，放松时吸气，每次 10 分钟左右。揉神阙和腹部按摩可随时进行，但一般选择晚上入睡前或晨起时，揉腹前应排空小便，不宜在过饱或过于饥饿的情况下进行。

（2）指压神阙、会阴穴位：①大便未出时，两手重叠在神阙穴（即肚脐）周围，按顺时针按摩 15 次，然后轻拍肚子 15 次。②大便将出不出时，用右手示指压迫会阴穴（二阴之间中点），便可助大便缓缓排出，心情要轻松，千万不可焦急。此外，坐在马桶上，静神，深呼吸，引意念于肛门，做提肛运动 15 次，也可以起到很好的排便效果。

同时，也要注意日常生活调养，做到便秘防治七字诀：

（1）"水"——用当天烧开后自然冷却的温开水或蜂蜜水，每天至少要喝 8~10 杯（约 2000~3000 毫升），或决明子茶、绿茶；并坚持每晚睡前、夜半醒时和晨起后各饮一杯白开水，既起到了"内洗涤""稀血液"的作用，又刺激了胃肠道，利于软化粪便，通大便。

（2）"软"——人到中年以后，胃肠道功能随之降低，需饮食熟软的食物，这样有利于脾胃消化吸收及肠道排泄。

（3）"粗"——常吃富含膳食纤维的食物，主食不要过于精细，如全谷（粗粮）食品、薯类、青菜、白萝卜、芹菜、丝瓜、菠菜、海带、西红柿、苹果、香蕉、梨等，每天可适当选择其中几种食物搭配食用，以刺激肠道蠕动，加快粪便排出；每天要吃一定量的蔬菜与水果，如早晚空腹吃苹果一个，或每餐前吃香蕉 1~3 个。或多用产气食品：如生葱、洋葱、生黄瓜、生萝卜等，利用它们在肠道内的发酵作用，产生鼓肠，以增加肠蠕动，利于排便。

（4）"排"——定时（晨起、三餐后）排便，不拖延时间，肠中常清；选择晨起、三餐后，四个时间点，其中一个，每天时间点后 5~10 分钟定时如厕，即使有时排不出，也要养成定时习惯，每日坚持 10~30 分钟，坚持自我训练 3 个月，直至完全形成定时排便习惯为止；大便后用温水清洗肛门及会阴部，以保持清洁。

（5）"动"——适度运动，每天早晚慢跑、散步、仰卧、屈腿、深蹲、起立、骑自行车等都能加强腹部的运动，促进胃肠蠕动，有助于促进排便、促进胃肠道蠕动；另外早晚各做一次腹式呼吸，时间为 15 分钟，使小腹、腰背部有发热感觉。随着腹肌的起伏运动，胃和肠的活动量增大，消化功能也得到了增强，对糟粕的排泄更加彻底。

（6）"揉"——每天早晚及午睡后以两手相叠揉腹，以肚脐为中心，顺时针揉 100 次，可促进腹腔血液循环、食物消化，畅通肠胃，从而促使大便顺畅排泄。

（7）"志"——保持心情舒畅，生活要有规律。

健康生活自我调，便秘杂病少又少，年事虽高身体健，延年益寿过百年。

健康格言：

常乐常笑，益寿之道。

——谚语

房宽地宽，不如心宽。

——谚语

知足者常乐，善笑者长寿。

——谚语

天天常笑容颜俏，七八分饱人不老。

——谚语

把握卒中先兆，预防卒中发生

孙会秀，中西医结合脑病专家，主任医师，中国中医药研究促进会脑病分会常务委员，擅治脑血管病、眩晕、多发性硬化症、癫痫、周围神经病等。

卒中，又称"中风"，是危害中老年人身体健康和生命的主要疾病之一，给患者、家庭和社会带来沉重的负担和痛苦，目前是导致人类死亡的第二位原因，脑卒中也是成人首要的致残疾病，约2/3幸存者遗留有不同程度的残疾。全世界每6个人在一生中就有1个人患有脑卒中，每6秒钟就有1个人死于脑卒中，每6分钟就有1个人脑因卒中而永久致残。"一人中风，全家受累"，这是卒中给一个家庭带来巨大打击的真实缩影。既然卒中的后果如此严重，那么尽早知晓卒中的先兆症状，及时就诊，将是对脑卒中患者莫大的帮助。

一、卒中及卒中先兆

1. 什么是卒中

卒中是一组以脑部缺血及出血性损伤症状为主要临床表现的疾病，又称脑卒中或脑血管意外，具有极高的病死率和致残率，主要分为出血性卒中（脑出血或蛛网膜下腔出血）和缺血性卒中（脑梗死、脑血栓形成）两大类，以脑梗死最为常见。

2. 哪些人易发生"卒中"

老年人、高血压、房颤、糖尿病、高脂血症、高同型半胱氨酸血症，以及吸烟、酗酒、肥胖等都是脑卒中高危因素。另外，气温变化、环境、情绪的改变，过度紧张、疲劳等也是脑卒中的诱发因素。

3. 什么是卒中先兆

卒中先兆实际上就是现代医学上的短暂性脑缺血发作（TIA），是由于局部脑或视网膜缺血引起的短暂性神经功能缺损，临床症状一般不超过1小时，最长不超过24小时，且无责任病灶的证据。凡神经影像学检查有神经功能缺损对应的明确病灶者不宜称为TIA。传统的TIA定义是，只要临床症状在24小时内消失，且不遗留神经系统体征，而不管是否存在责任病灶。近来研究证实，对于传统TIA患者，如果神经功能缺损症状超过1小时，绝大部分神经影像学检查均可发现对应的脑部小梗死灶。因此，许多传统的 TIA 病例实质上是小卒中。TIA 是卒中的紧急预警信号，若 TIA 发生越来越频繁，症状越来越重时，更提示极易发展成脑卒中。

卒中先兆出现后 2 天或 7 天内为卒中的高风险期，7 天内卒中的发生率 4%~10%，90 天内卒中发生率为 10%~20%。卒中先兆发生后不仅易发生脑卒中，也易发生心肌梗死和猝死。

4. 卒中先兆的表现形式

人体是一个精密的组织，当身体将要产生疾病时会通过各种各样的形式显露出来。许多人不了解卒中的种种先兆。一些卒中患者在发病前，即使是出现了卒中先兆，也全然不觉或无所觉察，从而延误了治疗，造成终生遗憾。下面列出了一些卒中常见的先兆症状，这些症状一般持续 10~15 分钟，多在 1 小时内恢复，最多不超过 24 小时。多伴有高血压、动脉粥样硬化、心脏病、糖尿病和血脂异常等脑血管病的危险因素。依次为：

（1）头晕，特别是突然感到眩晕。突然感到天旋地转、摇晃不定、站立不稳，甚至晕倒在地。这种情况往往是同眼睛看到双重物像（复视）、耳鸣一起出现。高血压患者发生眩晕者，卒中的发生率要比未出现者高出 16 倍。例如有一位女心理学家在一次晚宴间，弯身企图抱起一个在地上爬的孩童时，突然跌倒。当时人们以为是喝鸡尾酒所致。可是半年后，她突然卒中谢世。于是人们才醒悟到那次跌倒是卒中先兆。

（2）肢体麻木，一侧颜面或上下肢突然感到麻木、软弱无力、持物不稳、碗筷落地、嘴角低垂、流口水，有的为舌麻、唇麻。

（3）暂时性吐字不清或讲话不灵，与人交谈或作报告时，突然出现短暂说话困难，好像嘴里被人塞进了棉花似的；或听不懂别人说话的意思。

（4）全身明显乏力，肢体无力或活动不灵。

（5）出现难以忍受的剧烈头痛，或头痛形式和平常完全不同，如头痛由全头痛变为局限性头痛，间歇性头痛变为持续发作，或伴有恶心呕吐。

（6）短暂意识丧失或突然跌倒，突然发生性格、行为、智能等方面反常，注意力不集中、判断力和理解力减退，记忆力欠缺，特别是近记忆力障碍、沉默寡言、情绪不稳、精神萎靡、性情孤僻、抑郁焦虑、幼稚滑稽、轻浮愚蠢、表情淡漠、暴躁狂乱等。

（7）恶心呕吐或血压波动。

（8）哈欠连连，睡眠失常。如睡眠增多，整日昏昏沉沉睡不够，对答无误，但随后又入睡，疲倦乏力。

（9）一侧或某一侧肢体不自主的抽动

（10）突然但暂时出现的视物不清或瞬间失明：这个兆头一般持续时间很短，仅几秒钟，但少数可达数分钟。

《素问·四气调神大论篇》："是故圣人不治已病治未病，不治已乱治未乱，此之谓也。夫病已成而后药之，乱已成而后治之，譬犹渴而穿井，斗而铸锥，不亦晚乎？"这句话意思是，口渴时再去掘井，要跟人动手时再去打造兵刃，的确是来不及的。国家大乱后去平变，虽然复归安定，也已元气大伤，治病也当在疾病尚未发作之时着手。

二、卒中的预防

《金针王乐亭》记述了北京已故著名针灸大师王乐亭关于卒中前兆的经验："如觉手大拇指及次指，麻木不仁，或手足不用或肌肉蠕动者，三年内必有大风之至"。——任何大病都是蓄谋已久！因此，卒中的预防比治疗显得更为关键。对有卒中倾向、尚无卒中病史的个体，通过早期改变不健康的生活方式，积极控制各种可控危险因素，达到卒中不发生或推迟发生的目的。主要预防措施包括：

（1）高血压：限制食盐摄入量、减少膳食中脂肪含量、减轻体重、适当参加体育运动、长期坚持降压药物治疗。普通高血压应控制在 140/90mmHg 以下，对高血压合并糖尿病或肾病者，血压一般应控制在 130/80mmHg 以下。老年人（年龄 65 岁）收缩压一般应降至 150mmHg 以下。

（2）吸烟：吸烟者应戒烟，可用尼古丁替代品及口服戒烟药。

（3）高脂血症：首先进行治疗性生活方式改变，改变生活方式无效者采用药物治疗。

（4）糖尿病：糖尿病患者应改进生活方式，首先控制饮食，加强体育锻炼。理想血糖控制为糖化血红蛋白、空腹血糖及餐后血糖均控制良好，一般目标为糖化血红蛋白 <7%，2~3 个月血糖控制仍不满意者，应选用降糖药物。

（5）心房颤动：应根据医嘱进行正规的抗凝治疗或抗血小板治疗。

（6）无症状性颈动脉狭窄：卒中高危人群（狭窄 >70%），如条件允许可以考虑手术治疗。

（7）阿司匹林：推荐在卒中风险足够高（10 年心脑血管事件风险为 6% ~10%）的个体中使用小剂量（每日 50~150 毫克）阿司匹林进行一级预防，不推荐阿司匹林用于低危人群的中风预防。

（8）膳食和营养：每日饮食种类应多样化，使能量和营养的摄入趋于合理，采用包括水果、蔬菜和低脂奶制品等的均衡食谱。建议降低钠摄入量和增加钾摄入量。推荐食盐摄入量 <6 克 / 日。

（9）运动和锻炼：采用适合自己的体力活动来降低发生卒中的风险，制定个体化运动方案。成年人（部分高龄和身体原因不适合运动者除外）每周至少 5 天，每天 30~45 分钟的体力活动（如快走、慢跑、骑自行车或其他有氧代谢运动）。

（10）饮酒：不饮酒者不提倡用少量饮酒的方法预防心脑血管

疾病。饮酒者应适度，不要酗酒。

（11）高同型半胱氨酸血症：可以服用叶酸、维生素 B_6、维生素 B_{12} 以降低同型半胱氨酸。

（12）其他：肥胖者应减肥，情绪易激动者要保持心情舒畅、心态平稳，气候变化时注意增减衣物，避免便秘等等。

从古至今，有很多医家从细微角度入手，通过观察身体细微的变化，见微知著，防微杜渐，积极采取措施干预疾病的发生、发展和变化，起到了治未病的作用。如果人人都懂得卒中发作前的各种先兆，出现先兆后即警觉起来立即就医，进行紧急干预，加之平时注意预防，就可以减少卒中悲剧的发生。

防护好自己的乳腺，
实现健康长寿目标

丁蕾，中医乳腺病专家，主任医师，任中国中医药研究促进会乳腺病分会常务委员，擅长运用中医方法治疗乳腺病及妇科常见病。

女性以独有的曲线美吸引世人眼球，而乳房恰恰是其中最靓丽的一道风景！乳房不仅承担着哺育后代的重任，乳房健康还与女性朋友的心理健康、家庭生活息息相关。现今，乳腺疾病已成为女性常见病、多发病。随着社会进步、生活节奏加快、经济发展和生活方式的改变，以及心里焦虑等原因，乳腺疾病尤其是乳腺癌的发病率呈明显上升趋势，严重威胁女性健康和家庭幸福，成为危害女性健康的"头号杀手"，防治形势非常严峻。

一、乳房在健康长寿中有何用

1. 乳房位置在哪，又是什么样

成年女性乳房位于胸前，在胸骨旁线与腋中线之间，两侧对称，平第二和第六肋骨的高度，内侧起于胸骨外侧缘，外侧缘可达腋前线。乳房内侧 2/3 位于胸大肌之前，外侧 1/3 位于前锯肌表面。乳头位于乳房的中央，一般情况向外突出。乳头位于第四肋间隙或第五肋与锁骨中线交点处。周围有乳晕环绕。乳房的形态多呈圆锥形或半球形，其大小受遗传、年龄等因素影响，差异很大。哺乳后或者年老时会出现乳房下垂。乳房由皮肤、纤维组织、脂肪组织和腺体构成。乳腺被结缔组织分为 15~20 个乳腺小叶，每个乳腺小叶有一个输乳管，末端开口于乳头。乳腺小叶与输乳管以乳头为中心呈放射状排列，所以说，乳房就好像一座有 20 余棵大树组成的树林，支撑起女性胸前最美的这道风景。

2. 乳房有什么用

乳房是女性身体中，最有魅力的一个重要组成部分，不仅是女性第二性征的重要标志，是女性形态美的重要表现，还是女性身体中最敏感的区域之一，在性生活中占有很重要的作用，通过触摸、亲吻等刺激，可以发生一系列的变化，有利于增进夫妻之间的感情。同时，乳腺也是多种激素的靶器官，在乳腺的发生、发育和分泌过程中，逐渐成熟，在生产后还承担着哺乳的重要作用，不断地产生乳汁，供应给新生儿，促进他们的成长发育。

3. 乳房无恙身健康

乳房不仅仅只是身体一个重要组成部分，是女性形态的一道亮丽风景，更是与女性的身体健康密切相关。乳房疾病对身体、心理、精神都有很大的影响。乳腺增生病引起的反复乳房疼痛会影响女性的休息、睡眠，造成焦虑、烦躁，甚至因担心得乳腺癌，而产生恐惧心理，更不要说乳腺癌对身体、生命、心理的影响，对女性的家庭、工作所造成的不利影响。所以，保护好自己乳房健康，是女性实现健康长寿的重要目标。

二、影响健康长寿的乳腺疾病主要有哪些

1. 乳腺增生症

乳腺增生症又称乳腺结构不良，是正常乳腺小叶生理性增生与复旧不全，形成乳腺正常结构的紊乱，以乳腺泡导管的上皮细胞和结缔组织增生为基本病理变化，属于病理性的增生，它是既非炎症又非肿瘤的一类病。大约50%的育龄妇女都有小叶增生，多发于30~50岁女性，发病高峰为35~40岁。其发生与女性内分泌相关，是最常见的乳房疾病。其发病率占育龄妇女的42.8%，占全部乳房疾病的70%~80%。以周期性加重的乳房胀痛和多发性乳房肿块为主要临床特点。乳腺增生病属于中医学"乳癖"范畴。

2. 乳房良性肿瘤

乳房良性肿瘤，是乳腺疾病的常见体征。肿块可以发生在单侧乳房中，也可发生于双侧，多为圆形、椭圆形或结节状，质地韧实，表面光滑，活动度好，边界清楚，与皮肤无粘连，肿块大小不等，小如黄豆，大如鸡蛋。一般无疼痛，亦可有轻微肿胀，但与月经无关。包括乳腺腺病、乳腺纤维瘤、乳腺囊肿、导管内乳头状瘤、乳腺结核等。乳腺良性肿瘤多见于成年女性。其中乳腺纤维腺瘤好发于青年女性，肿块一般生长缓慢，怀孕期及哺乳期生长较快。良性肿块恶变率很低，但在绝经期和绝经后女性中恶变危险性会明显增高，应引起高度关注。

3. 乳腺癌

乳腺癌是指乳腺导管上皮细胞在各种内外致癌因素的作用下，细胞失去正常特性而异常增生，以致超过自我修复的限度而发生癌变的疾病。以乳腺肿块为主要临床表现。乳腺癌属于中医"乳岩"的范畴。乳腺癌是女性最常见的恶性肿瘤之一，早期常无明显的临床症状，仅约 1/3 乳腺癌患者伴有乳房疼痛或不适。

4. 乳头溢液

女性在非妊娠期从乳头流出血液、浆液、乳汁、脓液，或停止哺乳半年以上仍有乳汁溢出者，称为乳头溢液。其中血性溢液、浆液性溢液、水样溢液癌变风险很高。乳头溢液可发生在单侧乳腺，一孔或多孔，也可发生在双侧乳腺。引起乳头溢液的原因很多，如乳腺炎症、乳腺导管扩张症、乳腺增生病、乳腺导管内乳头状瘤、乳腺癌等。

5. 哺乳期乳腺炎

急性乳腺炎是乳腺的急性化脓性感染，是乳腺管内和周围结缔组织炎症，多发生于产后哺乳期的妇女，尤其是初产妇更为多见，又称为哺乳期乳腺炎。有文献报道急性乳腺炎初产妇患病占 50%，初产妇与经产妇之比为 2.4 ：1。哺乳期的任何时间均可发生，但以产后 3~4 周最为常见，故也称产褥期乳腺炎。中医称之为"乳痈"，又称积乳。主要表现为乳房局部红、肿、热、痛和畏寒、发热等全身症状。若不及时治疗可形成脓肿。

6. 非哺乳期乳腺炎

非哺乳期乳腺炎是一组发生在女性非哺乳期、病因不明的非特异性炎症性疾病，包括乳腺导管扩张症/导管周围乳腺炎、肉芽肿性小叶乳腺炎、浆细胞乳腺炎。近年来该病发病率呈明显上升趋势，且在怀孕期、哺乳期也有发生。虽然说是炎性疾病，但常规抗生素治疗效果不佳，手术后易复发，且脓肿反复破溃形成窦道、瘘管或溃疡，严重影响患者的生活质量，对广大女性身心健康造成伤害。中医学称之为"粉刺性乳痈"。发病率占乳房良性疾病的4%~5%。临床以乳头先天凹陷畸形、非周期性乳痛、乳头溢液、乳晕下肿块、乳晕旁脓肿及乳头部瘘管为主要特征。浆细胞性乳腺炎发病率占乳房良性疾病的4.1%~5.5%，而误诊率却高达6%~9%，临床上常与乳房结核、导管内乳头状瘤等，特别是与乳腺癌鉴别困难，极易误诊。多发于30~50岁左右的非哺乳期或绝经期妇女，尤其多发于哺乳后3年左右的女性。

三、远离乳腺增生病"五要素"

乳腺增生病是妇女常见病，多发病，而且是一种易复发的难治病。乳腺增生病可增加乳腺癌发生的危险性，其中非典型增生已被认为是乳腺癌前病变。整个癌变过程需要5~10年。有很多研究都表明，通过有效的预防，可以延缓单纯性增生向非典型增生演变的转变，阻断或逆转乳腺癌的发生。因此，女性要对乳腺增生病的治疗高度重视，要有普查意识。在预防过程中要做到"五要素"，即"要明白增生原因，要辨清增生信号，要了解确诊方法，要知道增生厉害，要及早进行预防"。

1. 要明白增生原因

中医学认识：肝郁气滞、情志内伤、气滞不舒、气血周流不畅是导致乳房疼痛和肿块的重要因素，也就是乳腺增生病产生的重要原因。平素情志抑郁，气滞不舒，气血周流失度，蕴结于乳房胃络，乳络经脉阻塞不通，不通则痛而引起乳房疼痛；肝气横逆犯胃，脾失健运，痰浊内生，气滞血瘀挟痰结聚为核，循经留聚乳中，故乳中结块。肝肾不足，冲任失调也是引起乳腺增生病的重要原因。

2. 要辨清增生信号

乳腺增生病大多以乳房疼痛为主要表现。常为胀痛或刺痛，可累及一侧或两侧乳房，以一侧偏重多见，疼痛严重者不可触碰，甚至影响日常生活及工作。疼痛以乳房肿块处为主，亦可向患侧腋窝、胸胁或肩背部放射；有些则表现为乳头疼痛或痒。乳房疼痛常于月经前数天出现或加重，行经后疼痛明显减轻或消失；疼痛亦可随情绪变化而波动。这种与月经周期及情绪变化有关的疼痛是乳腺增生病临床表现的主要特点。少数患者可出现乳头溢液，为自发溢液，草黄色或棕色浆液性溢液。患有本病的女性可兼见月经前后不定期，量少或色淡，可伴痛经。

3. 要了解确诊方法

乳腺增生病是可以通过有效、简便、经济的乳腺检查措施来明确诊断的，尤其对无症状女性开展普查，可以起到早期发现、早期诊断以及早期治疗的目的，可以有效地预防乳腺癌发生，最终目的是要降低人群乳腺癌的患病率、死亡率。

主要的检查方法包括：乳腺自查、乳腺超声、乳腺 X 线检查、乳腺核磁共振、乳腺导管造影、乳腺导管镜等检查方法，其中对于乳腺增生病最常用的是乳腺自查、乳腺超声、乳腺 X 线检查。

乳腺超声检查是乳腺增生病检查的重要组成部分。在乳腺疾病的诊断及鉴别诊断方面发挥了巨大的作用。具有无创、实时、无放射性、经济等优点，不受乳腺结构密度、孕期或哺乳期的影响。

乳腺 X 线检查是目前诊断乳腺癌的最佳方法。X 线检查可以发现病变、明确部位、确定性质，有效地提高乳腺癌的早期确诊率。主要适用于乳房良性肿块病变、乳腺癌钙化的随访。女性 35 岁建议做一次乳腺 X 线检查。40~60 岁年龄段乳腺癌高发于其他年龄段，建议每年 1 次乳腺 X 线检查。通过 X 线照片对妇女的乳腺实质类型进行分析，可以判断不同乳腺实质类型的癌发生情况，对控制晚期乳腺癌和减少恶性肿瘤发生率有一定意义。

女性应养成每月自我检查一次乳房的良好习惯；乳腺疾病的早期往往是患者自己发现问题而求治于医生的，因此，提倡乳房自查的良好习惯，对于乳腺疾病的早发现，早诊断，早治疗有积极的重要意义。

自查的关键是发现乳房的变化。因此，为了掌握自己的乳房是否正常，必须进行有规律的自查。从18岁开始每月进行乳腺自查，在自我检查中注意三个字：

"看"：每月自我检查（最好是在月经后3~7天）时，多看，注意乳房是否对称，大小形状如何、乳房皮肤颜色、是否有"酒窝征"或"橘皮征"、乳头是否抬高或内陷、皲裂、溃烂、溢液、溢血等。乳晕色泽的深浅及是否均匀，外形是否圆整。

"摸"：用对侧食指、中指、无名指平放在乳房上触诊。注意用指腹，检查时要注意检查的范围，包括乳房的四周，腋窝淋巴结都要查到，触摸顺序是逆时针由内上始，依次为内下、外下、外上象限，乳晕区，最后触摸腺尾，以免遗漏。力度要适中，在触摸中注意观察有无乳房肿块。

"挤"：在检查完乳房之后，用手指将乳头适当牵拉挤压，看有无溢液、溢血等。

乳腺增生病早期正确的诊断是及时治疗的基础，而准确的诊断则完全取决于正确的检查方法。所以，要了解确诊方法，及时针对不同的年龄、情况，运用恰当、准确的检查措施，明确诊断，积极治疗，是有效改善症状的最佳选择。

4. 要知道增生厉害

很多女性对乳腺增生特别紧张，担心这是乳腺癌的前兆。其实，乳腺增生是女性在发育过程中的一种生理现象，别担心它一定会转变成乳腺癌。乳腺增生有很多类型，有的完全是生理性的，不需特殊处理也可自行消退，如单纯性乳腺增生症，有的则是病理性的，如中度、重度不典型乳腺增生者可能会转变为乳腺癌，需积极治疗，不能掉以轻心。绝大多数乳腺增生患者在绝经后会不治而愈，而不是得了乳腺增生就一定会转变成乳腺癌。总之，乳腺增生是乳腺常见的疾病，应该定期随访，症状明显者应给予适当的治疗，随访时注意和乳腺癌鉴别。可以说乳腺增生是疾病的开始，而乳腺肿瘤、乳腺癌是疾病最后的结果。

5. 要及早进行预防

在我们接诊的大量乳腺癌患者中，仔细询问病史，就会发现，她们或多或少的都有长期乳腺增生的表现，有轻有重，但都没有引起重视。因为大多数人都认为这是正常生理现象，甚至于说，"我的妈妈、姥姥，我周围的很多朋友都是这样的"。结果直到确诊得了乳腺癌，她才明白原来这是病，如果能及早地治疗、防范，那么可能就不会走到这一步。所以，对于乳腺增生病"要及早进行预防"。

（1）良好的心境是对乳房最好的保养。少生气，不发怒，对自己、对家庭、对社会、对乳房都好。心理上的治疗非常重要，乳腺增生对人体的危害莫过于心理的损害，很多患者因缺乏对此病的正确认识，不良的心理因素，过度紧张、忧虑、悲伤，造成神经衰弱，会加重内分泌失调，促使乳腺增生症的加重。因此，要重视乳腺增生病患者的心理调护，强调精神在抗病方面所起的重要作用，嘱咐患者要保持豁达大度、坚强乐观的心态，避免不良刺激与干扰，提高心理调摄及自我宣泄、主动减压能力，树立战胜疾病的坚强信心。

（2）合理饮食。改变饮食习惯，应控制高热量、高脂肪、高动物蛋白、高糖食品的摄入；减少饮食中的酒、动物内脏、脂肪、高糖、煎炸、红色肉类的摄入。多食宽胸理气、行气活血的食物，如黑豆、醋、玫瑰花、金橘、洋葱、黑木耳、黄花菜、海带、蘑菇、丝瓜、白萝卜、槟榔等食物。少食收敛酸涩的食品，如乌梅、酸枣等，以及蜂王浆、蜂蜜、南瓜等雌激素含量较高的食品。

（3）生活要有规律、劳逸结合，多运动，防止肥胖提高免疫力。可以进行瑜伽、太极拳、八段锦等比较舒展柔性的运动。根据身高将体重保持在适度的范围内。减轻体重有助于缓解乳房痛及肿胀，减少乳腺疾病风险。

（4）禁止滥用避孕药及含雌激素美容用品、注意避免反复流产，产妇坚持哺乳，能防患于未然。

（5）自我检查和定期复查。女性应养成每月自我检查一次乳房的良好习惯；从 18 岁开始每月进行乳腺自查，每年到医院常规检查一次乳腺彩超。35 岁女性建议做一次乳腺 X 线检查。40~60 岁年龄段乳腺癌高发于其他年龄段，半年要到医院让专业医师体检一次，并做一次乳腺彩超检查，每年 1 次乳腺 X 线检查。

四、预防乳腺癌的"四知晓"

乳腺癌是发生在乳房腺上皮组织的恶性肿瘤，是女性最常见的恶性肿瘤之一。也是导致女性死亡的第一恶性肿瘤，而且发病率呈上升趋势。是危害女性健康的"头号杀手"。如何有效的预防乳腺癌呢？我们要做到"四知晓"："要知晓危害，要知晓原因，要知晓方法，要知晓应对"。

1. 要知晓危害

最新的国家癌症数据统计，2014 年，全国乳腺癌新发病例数近 28 万，占女性所有恶性肿瘤发病率的 16.51%，位居榜首。而中国抗癌协会公布的统计数字显示，中国是乳腺癌发病率增长最快的国家之一，近年来我国乳癌发病率正以每年 3% 的速度递增，成为城市中死亡率增长最快的癌症，发病年龄也呈逐渐年轻化的趋势。中国女性的乳腺癌发病年龄，要比西方女性小 10 岁，约为 45~55

岁。我们身边 30 多岁、40 多岁患上乳腺癌的人很常见！

2. 要知晓原因

目前，乳腺癌的确切病因尚不完全清楚，但有大量的研究表明有不少的危险因素会与乳腺癌的发生有密切关系，这为我们对乳腺癌的预防提供了很大的帮助。所以哦，我们"要知晓原因"。

（1）与女性的月经、生育情况有关。很多的研究资料表明，初潮年龄早于 12 岁，绝经年龄晚于 55 岁，都是导致乳腺癌的危险因素，未生育，或大龄初产等也是乳腺癌的危险因素，反复流产会增加患乳腺癌的危险；但正常哺乳可以降低乳腺癌的风险。

（2）乳腺癌有家族遗传倾向。有近亲（母亲、姐妹）患病的女性，本人患乳腺癌的概率大于有远亲（表姐妹、曾祖母）患病，其发生乳腺癌的风险度是正常人群的 1~4 倍；有两位或者两位以上的近亲都有乳腺癌病史，本人患病概率还将大大提高，而且第一代近亲属患乳腺癌的年龄越早，对年轻女性影响越大，因为乳腺癌的发生与很多基因有关。

（3）激素对乳腺癌的影响。长期服用避孕药，使用激素替代治疗，也可以增加乳腺癌的患病率。尤其是外源性激素，有学者报道，曾经使用外源性雌激素 5 年以上的女性，乳腺癌发生的危险会增加 30% ~45%。

（4）不健康的生活方式对乳腺癌的影响。有很多的研究证据都表明，吸烟、饮酒、熬夜等是诱发乳腺癌的重要因素，可以增加乳腺癌的发生率。

（5）饮食因素的影响。有很多研究表明，乳腺癌的发病与饮食习惯有关。日常生活中经常摄入高脂肪、高蛋白、低纤维素的女性，乳腺癌的发病率高于低脂高纤维饮食习惯的女性。高脂肪、高动物蛋白质、高热量等都会增加乳腺癌的患病风险。

（6）精神因素的影响。精神因素对乳腺癌的发病有密切的关系，有研究证实，经常生气、心情不好、生活压力过大的女性，其身体机能会下降，免疫能力降低，造成气血不畅、内分泌激素失调、月经失调等现象，从而引起乳腺疾病，如果不加以干预治疗，有诱发乳腺癌的风险。

3. 要知晓方法

乳腺癌初期没有症状，很容易被耽误。乳腺癌是发生于乳腺上皮的恶性肿瘤。一般从一个细胞开始癌变到原位癌约需 8~10 年，而从原位癌再发展到肿瘤转移，有些也需要多年时间。在发病初期常无明显的局部征象，更无全身症状，须凭 X 线、B 超等特殊检测手段才能明确诊断。

（1）乳房肿块。乳房肿块是乳腺癌早期最常见的症状，大多数患者都是无意中发现。一般这类肿块质地比较坚硬，边界不清，形态欠规则，摸起来活动度不佳。大多数乳腺癌为无痛性肿块，少数伴有不同程度的隐痛或刺痛。

（2）乳房皮肤异常。乳房肿块常易侵犯乳腺周围组织，出现多种体征。当肿块侵犯腺体与皮肤之间的韧带，可牵拉皮肤形成凹陷，状如酒窝，故称"酒窝征"。乳腺皮肤呈橘皮样改变，又称"橘皮征"。

（3）乳头溢液。部分乳腺癌患者在非生理状态下（如妊娠和哺乳期），乳头会出现溢液现象，乳头溢液性质多为血性、浆液性或水样。

（4）腋窝淋巴结肿大。患者多表现为同侧腋窝淋巴结肿大，肿大的淋巴结尚可活动。当病情继续发展，可在锁骨上和对侧腋窝摸到转移的淋巴结。

4. 要知晓应对

（1）及早地规范治疗。一定要及早就医，规范的诊断、治疗，不要耽误病情，以免增加治疗难度，延长治疗时间，给身体和以后的生活甚至于生命带来很大的痛苦和危险。

（2）树立战胜疾病的信心，保持情绪稳定。保持心情舒畅，不宜思虑过度，很多患者因缺乏对此病的正确认识，过度紧张焦虑，产生忧虑悲伤，从而造成神经衰弱，会加重内分泌失调，促使乳房不适的加重，故应解除各种不良的心理刺激。对心理承受力差的人更应注意，少生气，保持情绪稳定。

（3）合理饮食。改变饮食习惯，应控制高热量、高脂肪、高动物蛋白、高糖食品的摄入；减少饮食中的酒，动物内脏，脂肪，高糖、煎炸食物，红色肉类的摄入；多食宽胸理气、行气活血的食物，如黑豆、醋、玫瑰花、金橘、洋葱、黑木耳、黄花菜、海带、蘑菇、丝瓜、白萝卜、槟榔等食物。少食收敛酸涩的食品，如乌梅、酸枣等，以及蜂蜜、南瓜等雌激素含量较高的食品。我们倡导"医食同源"之说，要注重乳腺病患者的饮食调养，合理适宜的饮食能增强机体免疫功能，提高药物的效果，具有"食能排邪而安脏腑，悦神爽志以资气血"之功。

（4）生活规律、劳逸结合。熬夜是乳腺癌发病因素之一。美国国家癌症研究所等部门对非自然光与癌症之间的关系进行了大量的研究，结果发现需要值夜班的职业妇女，患乳腺癌的风险最高可达60%，此外还有研究表明，每周熬夜2~3天的女性也同样易患乳腺癌，所以，要养成良好的作息习惯——早睡早起！

（5）多运动，防止肥胖提高免疫力。可以进行瑜伽、太极拳、八段锦等比较舒展柔性的运动。根据身高将体重保持在适度的范围内。减轻体重有助于缓解乳房痛及肿胀，减少乳腺疾病风险。

五、防治"积奶四要素"

积奶又称急性乳腺炎，是乳腺的急性化脓性感染，是乳腺管内和周围结缔组织炎症，多发生于产后哺乳期的妇女，尤其是初产妇更为多见。主要表现为乳房局部红、肿、热、痛和畏寒、发热等全身症状。若不及时治疗可形成脓肿。正如《丹溪心法》所谓："乳房，阳明所经；乳头，厥阴所属。乳子之母，不知调养，怒愤所逆，郁闷所遏，厚味所酿，以致厥阴之气不行，故窍不得通，而汁不得出，阳明之血沸腾，故热盛而化脓。"所以，积奶患者"发现要早，治疗要快，效果要彻底，最要重预防"。

1. 发现要早

"积奶"为中医病症名，也叫"乳痈"。即急性乳腺炎。是乳房的一种急性化脓性疾病。多发于女性哺乳期。尤其是初产妇更为多见。本病多由肝郁胃热，乳汁积聚，或乳头破损，感染邪毒，致气血凝滞而成。现代医学认为，该病主要是由于乳头破损而感染细菌，加上乳汁积聚，细菌得以迅速繁殖而造成。症见：乳房局部肿胀疼痛，结块或有或无，伴压痛，皮色微红或不红，皮肤不热或微热。全身症状不明显或伴有全身感觉不适，恶寒发热，头痛胸闷，心烦易怒，食纳不佳，大便干结。舌淡红或红，苔薄黄微腻，脉弦或浮数。很多"积奶"患者，早期会有高烧，不能及时治疗可形成脓肿，对女性身体危害极大，因此，积奶一定要"发现要早"。

2. 治疗要快，效果要彻底

急性乳腺炎，发病急、传变快，病情发展迅速，且乳房局部红肿痛明显，且多伴有高烧，给产妇身体、精神都带来极大的痛苦，且如果治疗不及时、不彻底很容易汇脓，导致疾病迁延难愈，切开引流后，还易造成乳漏，严重影响产妇的生活质量，所以，急性乳腺炎一定"治疗要快，效果要彻底"。乳汁淤积和细菌侵入是急性乳腺炎的两个重要因素。在治疗中注重通法，以消为贵，以通为用，尤贵早治，防治并重，以防为主，不可妄用寒凉之品。注重辨脓之有无，不必回乳，但要定时排空乳汁，防止淤积；可通乳与回乳短暂结合，减轻淤积。

3. 最要重预防

积奶是哺乳期常见病、多发疾病，在治疗中要防治并重，以防为主。在积极治疗已患疾病的同时，更要重预防。

（1）勤喂奶，每次哺乳尽量排空乳房，让宝宝多吸积奶一侧的乳房。

（2）喂奶前用冷毛巾敷一敷乳房，切忌在有硬块时用热烫的毛巾覆盖甚至大力揉搓。

（3）宝宝吸奶时，用产妇中间的三只手指轻柔按摩硬块周围。以利于乳汁的顺畅排出。

（4）饮食清淡，少量多次饮水。积奶期间饮食要注意不偏食、不挑食，忌食烧、烤、煎、炸、温热性食物，以及海腥河鲜催奶的食物：如羊肉、狗肉、鱼虾、海鲜类等食物。多食清淡而富于营养之食物，如西红柿、青菜、丝瓜、黄瓜、菊花脑、茼蒿、鲜藕、荸荠、赤小豆汤、绿豆汤等。应适当减少脂肪的摄入量，如少食肥肉、乳酪、奶油等。

> **结语** 乳房保健是女性保健的重要内容之一，女性朋友一定要关注自己乳房健康，不仅仅是为了自身形体的美丽，更是为了身体的健康、家庭的和睦。在乳房的保健中，一定要注重以预防为主，未病之前，摄生养慎；既成之病，慎防传变。已经癌变者，争取早发现，早治疗；在日常生活中注意预防，保持好心情，养成规律的生活习惯，适龄婚育，多摄入低脂肪高纤维食物，不喝酒、不吸烟、少喝咖啡，经常锻炼、控制体重，定期复查，做一个健康美丽的女人。